「健康のために、やせなくちゃまずい」

それはわかっている。

でも、忙しくて、やせるための第一歩が踏み出せない。

頑張ってもやせられない。続かない。

そんなかつての私のような人を
応援したくて作ったのが、本書です。

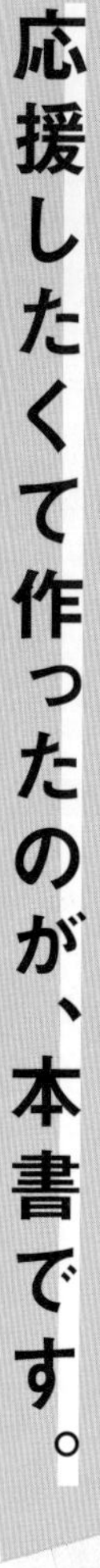

おそらくみなさんは自分や家族が、
「なかなかやせられない」という悩みを抱えているからこそ、
この本を手にとったのではないでしょうか。
そして、多くの方が、一度は、何かしらダイエットを試して、
いつの間にかやらなくなった。
挫折してしまったという経験があるのではないでしょうか。

では、お聞きします。
なぜダイエットをやめてしまったのですか？

おそらく、無数の理由（言い訳？）が
頭の中に思い浮かんだのではないでしょうか。
何かしらの理由をつけて、いつのまにかやめてしまう。
その繰り返し。かつての私もそうでした。
「健康のためには、やせたほうがいいですよ」
と患者さんには言いながらも、いざ自分がダイエットをしようと
したときには、仕事や子育ての忙しさを理由に
サボってしまい「明日から、明日からは」と
ずるずる先延ばしにしていました。

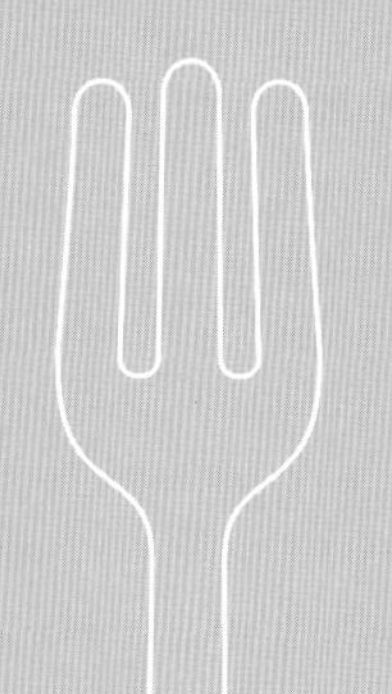

このままではダメだ！

そう考え、「ダイエットができなくなる理由」を

思いつくままに書き出し、さらに同じ悩みを抱えている方にも聞き、

その理由をまとめてみたところ、次の5つに集約されました。

- 効果が感じられず、モチベーションが続かなかった
- 忙しくてできなかった
- やること自体を忘れてしまった
- きつくて続かなかった
- 体調を崩した

共感していただけた方も少なくないのではないでしょうか。
見方を変えれば、これらをすべてクリアできているのが、
取り組みやすい、続けられるダイエット法であるといえるわけです。
つまり……、

・効果をすぐに感じやすい
・忙しくても簡単にできる
・忘れずに続けられる
・がまんしなくてもいい
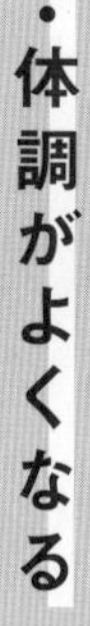
・体調がよくなる

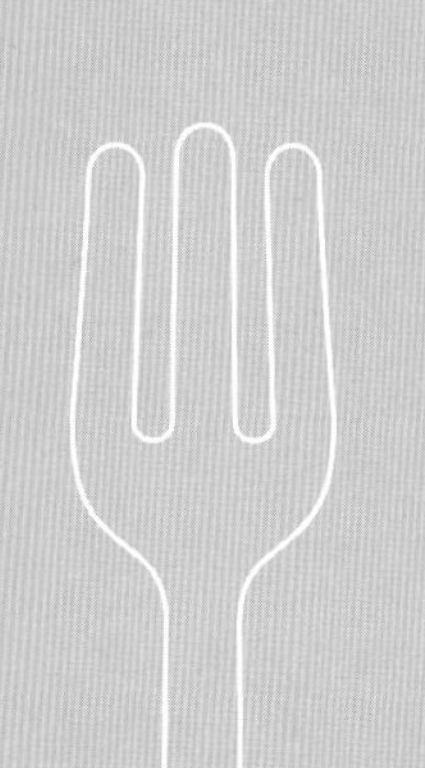

これを満たすものが、本当にやせられる方法ではないか。
そう考え、いろいろなダイエット法を実際に試したり、
続けられるように工夫したりする日々がはじまりました。
そうして、ようやく、まさにお腹の底から、
お腹の中までさらけ出してまで、「本当にこれはいい」と
おすすめできる方法が、見つかりました。

左の写真は、私が今回書籍でご紹介する
「齋藤式満腹やせメソッド」を、
試す前と、試して1カ月経ったとき、マイナス3kg時点の
お腹の内部を写したCTスキャンです。

「齋藤式満腹やせメソッド」1カ月で お腹は、こんな感じに変化しました!

以下は、「齋藤式満腹やせメソッド」をやる前とやってから1カ月経ったあとのCTスキャンの比較です。

白いところが骨、灰色がかったところが筋肉。筋肉の外側をおおっている黒いかたまりが皮下脂肪。その内側の黒い部分が内臓脂肪になります。

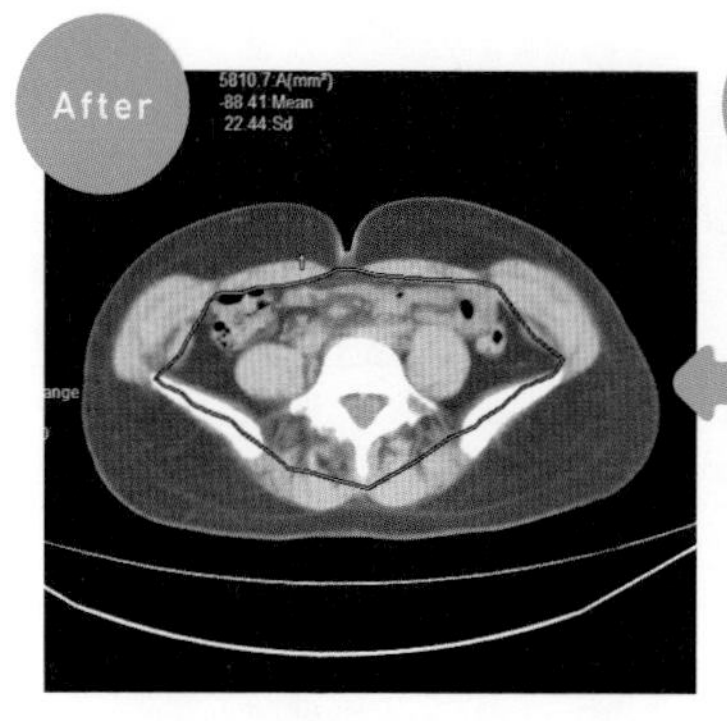

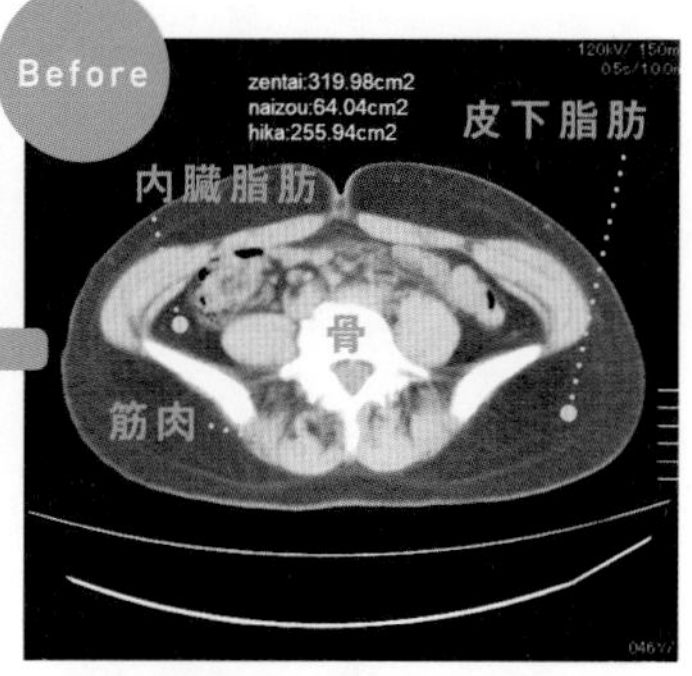

After

脂肪量	
内臓脂肪	58.10㎠
皮下脂肪	245.41㎠
合計	303.51㎠

Before

脂肪量	
内臓脂肪	64.04㎠
皮下脂肪	255.94㎠
合計	319.98㎠

脂肪の量が

1カ月で-16.47㎠!

ちなみに体重は2カ月で6kg落ちました。
月に1～2kgやせるのが理想的なので、
ちょっと急に落ちすぎかもしれません。
ですが、リバウンドしそうな感じもないですし、
この文章を書いている今も、
もちろん無理なく続けられています。
さすがに、体重の減少は止まりましたが、
体は、ダイエット前よりも疲れにくく
すこぶる快調です。

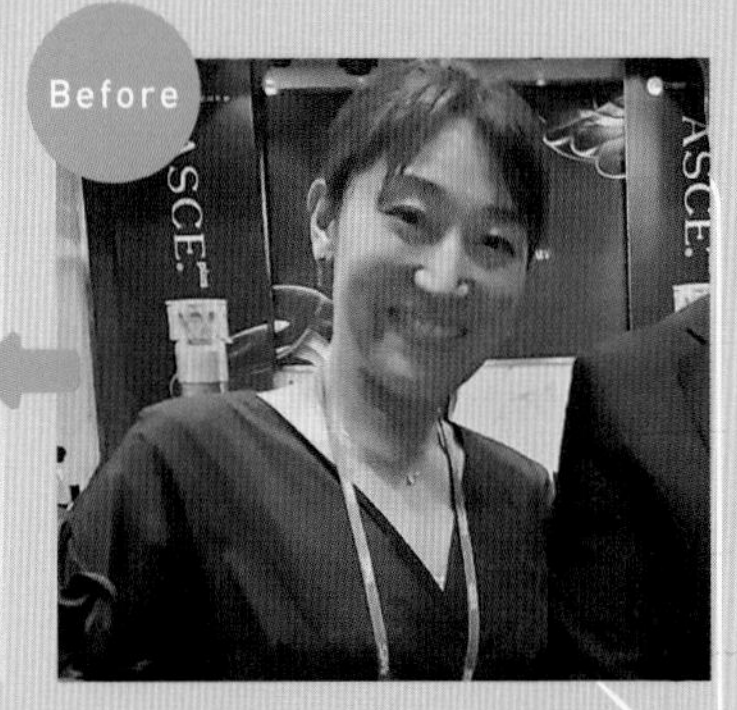

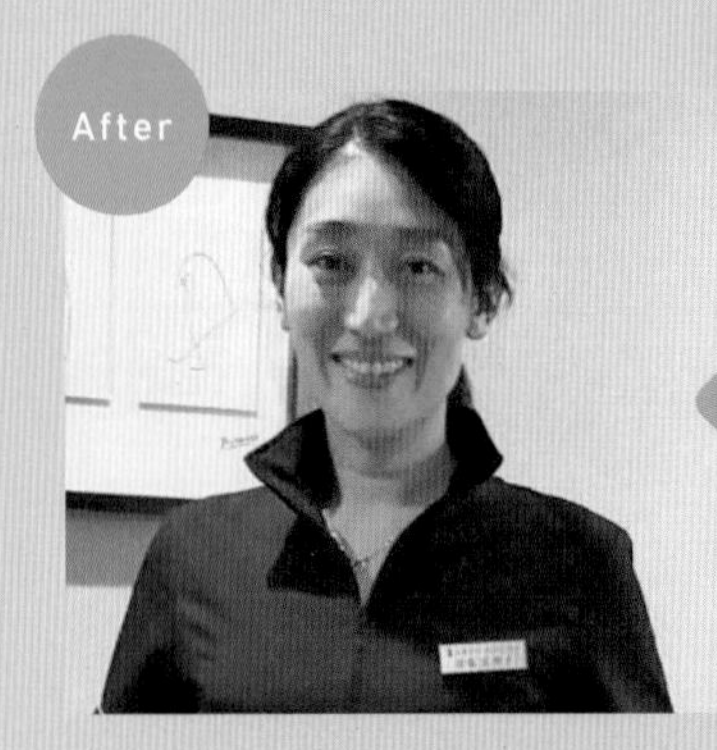

体重は-6kg

今回おすすめする方法の一番のポイントは、
内臓脂肪が勝手に落ちていく体にする

というところです。

そもそも、なぜお腹に内臓脂肪が溜まるのか。
その大きな理由の1つが、体がエネルギーを溜めておくためです。
つまり、
今、ちょっと太っているかもと悩んでいる
あなたのお腹には、エネルギーという
体を元気にするお宝が眠っているのです。

そのお宝を有効利用するのが、本書の食事術。
内臓脂肪を燃やしエネルギーへと変換することで、
内臓脂肪が落ちていくのはもちろんのこと、
体中にエネルギーがあふれて、
体のあらゆる部位が活発に動くようになります。
代謝が上がるので、冷え性なども改善されますし、
疲れも感じにくく、肌も若さを取り戻し、
免疫力が上がり病気にもかかりにくくなります。
健康的にやせたいという人には、うってつけの食事術です。

ただし、内臓脂肪を利用する方法のため、
内臓脂肪がすでに少ないのに、モデル体型になるために
やせたいという方には、本書の方法はあまり向いていません。
ですが、「太ってきて健康が心配」という多くの方であれば、
この後にご紹介する体験者のように、効果が出るはずです。
「肥満は万病のもと」であることは間違いありません。
次のページのように増えすぎた脂肪細胞は、
体を炎症させる（傷つける）物質を出し続けています。
例えば「脂肪肝（しぼうかん）」は、肝臓が炎症を起こしている状態です。

内臓脂肪を放っておくと、こんなことに

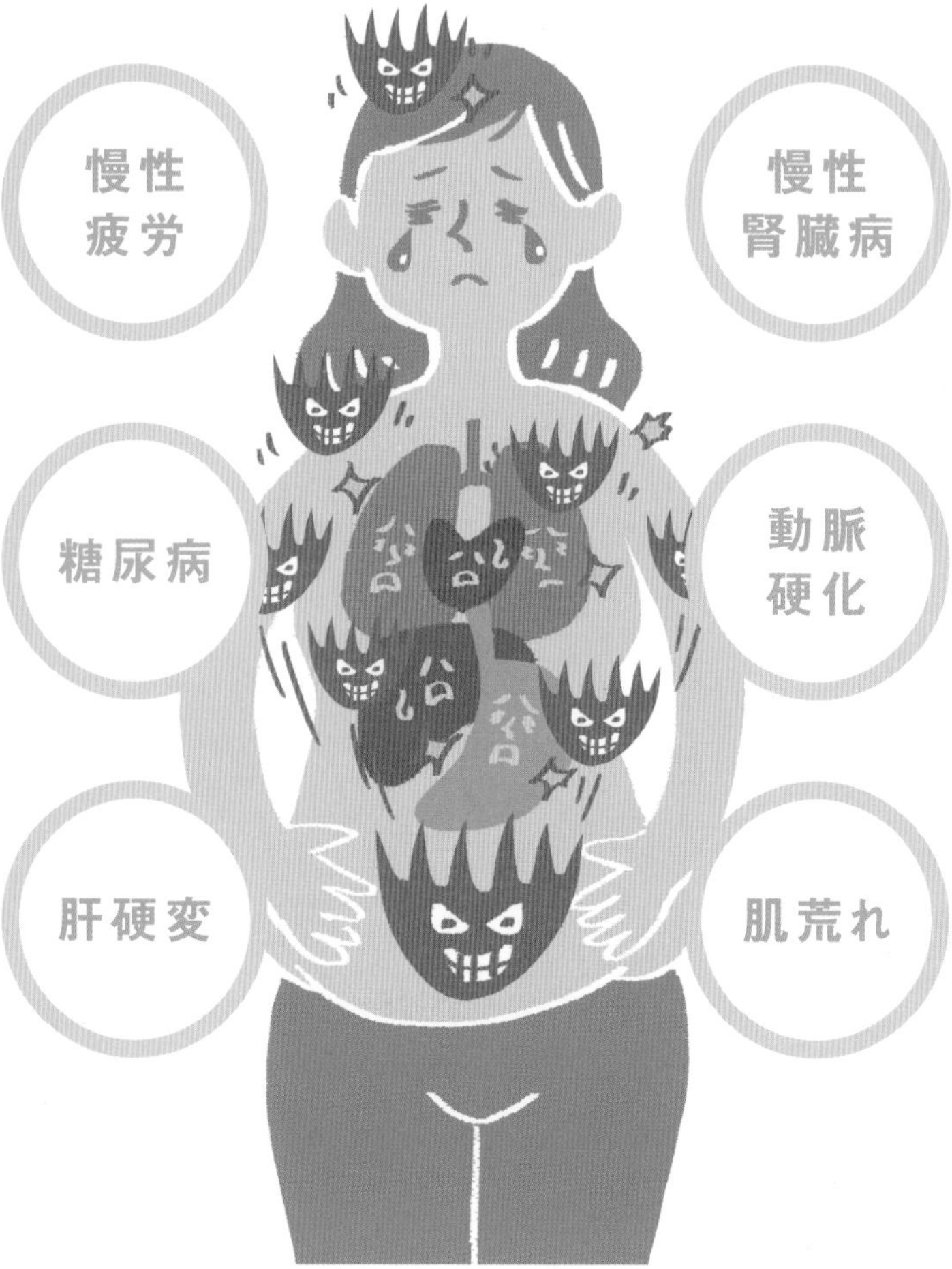

慢性疲労

慢性腎臓病

糖尿病

動脈硬化

肝硬変

肌荒れ

炎症があっていいことは1つもありません。
だからこそ、内臓脂肪を落とすなら今です。
太ったからといっても、
なかなか症状が現れないので、
ついつい後回しにしがちですが、
今このときも確実に、あなたの体を蝕み続けています。
コロナ禍で肥満の方の重症化が問題になったのも、
この炎症が原因ともいわれています。
ぜひこれを機に健康な体への一歩を踏み出してください。

本書のメソッドを 3週間試してもらいました!

本書で紹介する「齋藤式 満腹やせメソッド」を、試してもらった結果、平均で体重が1.14kg、お腹周りが2.24cm、体脂肪率も0.53%減りました。ここでは結果の一部をご紹介します。

※モニターの方々には、暴飲暴食を避け、普段通りの食事を心がけるようお願いしました。お腹周りは、へその高さで測った数値です。また、個人情報保護の観点から、名前はすべて仮名にしています。

がまんせずに結果が出てビックリ!

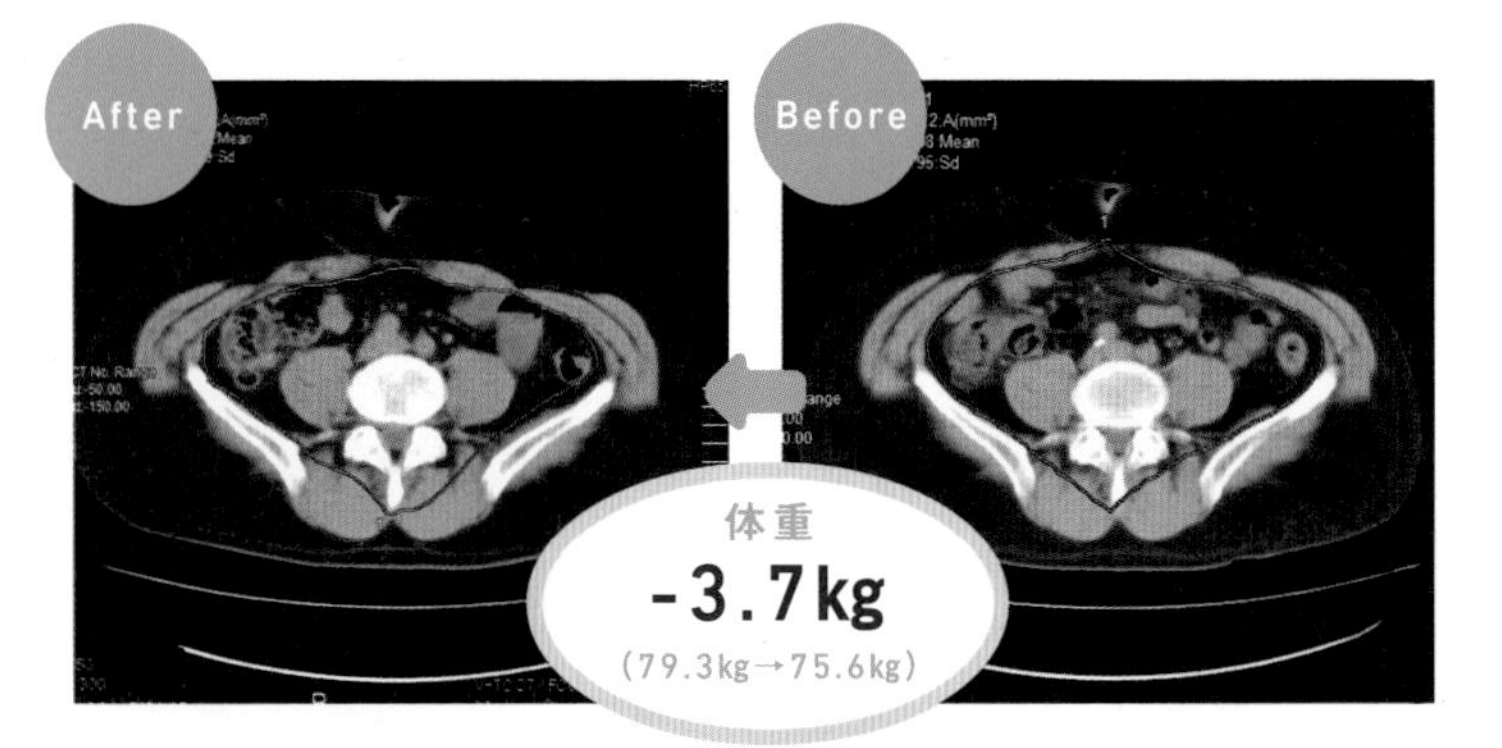

体重
-3.7kg
(79.3kg→75.6kg)

	After	Before
脂肪量		
内臓脂肪	60.71㎠	82.64㎠
皮下脂肪	277.81㎠	315.26㎠
合計	338.52㎠	397.90㎠

脂肪量が −59.38㎠

高島浩介さん(50代・男性)

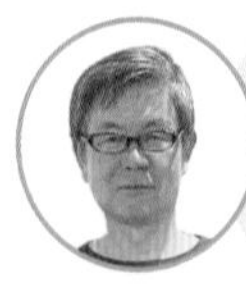

ご飯を1食で2杯食べていたのが1杯で満腹に。お腹周りが7cm減ったし、血圧も10年ぶりに140から130まで下がり、家族も喜んでいます。

寝起きもよくなり、体重も減って一石二鳥!

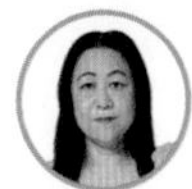

寝起きが悪かったのが、スッキリ目覚められ、朝から活発に動けるようになりました。ダイエットしているのに、イライラしなかったのもうれしい♪

川上和子さん
(50代女性)

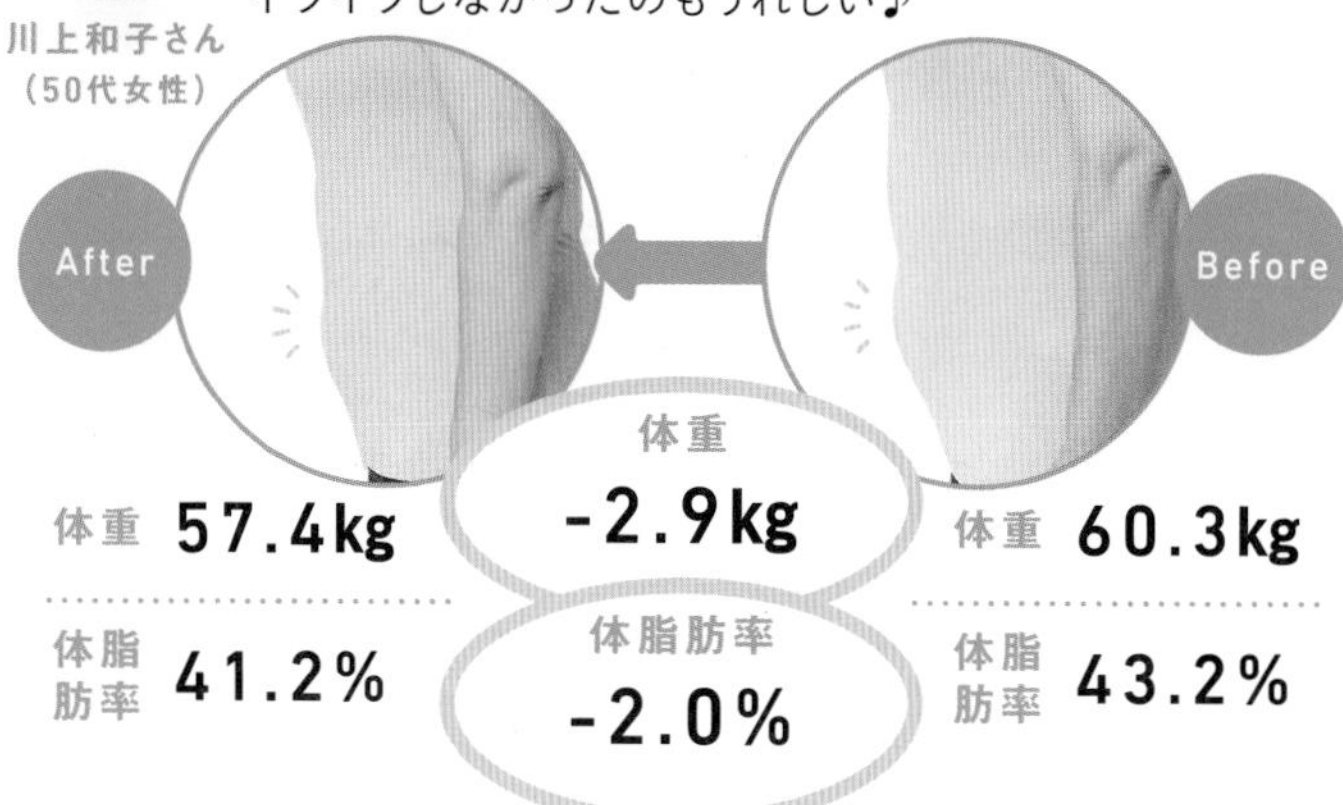

便秘と肌荒れも解消して、美やせ成功!

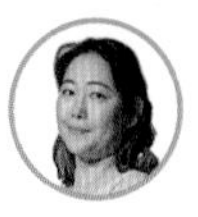

便秘が解消してお腹がスッキリして気持ちよかったです。キツかったパンツがスルリと入り、肌荒れも落ち着いて、肌の状態もよくなり、最高です。

中野美和さん
(40代・女性)

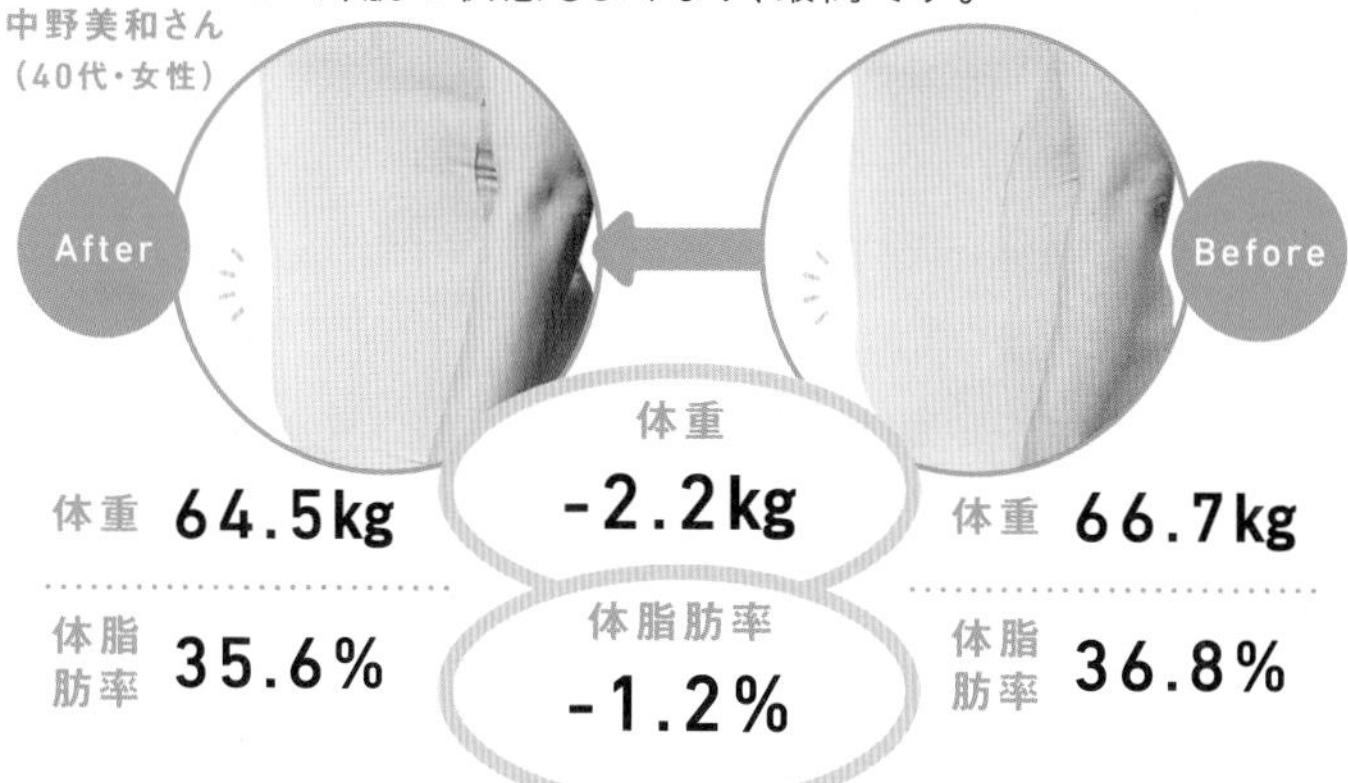

ほかにもこんな喜びの声が!!

体重が減ったというだけでなく、健康面、美容面にさまざまな変化が出たという方も、多くいらっしゃいました。

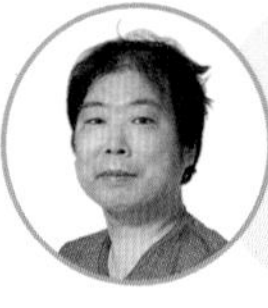

体調がよくなり、**気持ちもポジティブになった**気がします。

本山春夫さん（50代・男性）

少し動いただけで、体がポカポカ。**冷え性が改善**されました。

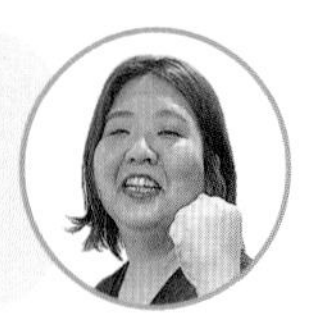

里山泰子さん（40代・女性）

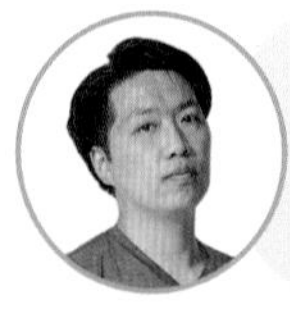

食事を変えずに**お腹周りが4.4㎝減**、はいていたパンツがゆるゆるに!

山本俊介さん（30代・男性）

スッキリ起きられるようになり、毎日感じていた**疲労感もなくなりました。**

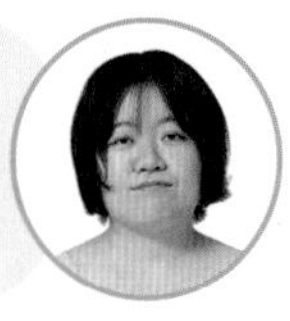

中川由香里さん（30代・女性）

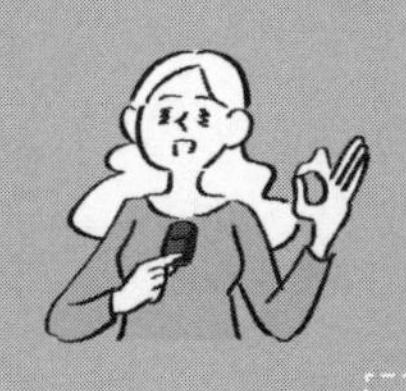

「内臓脂肪がなかなか減らない！」という人でも

勝手に内臓脂肪が落ちていく食事術

医師 齋藤真理子

アスコム

目次

第2章 これが勝手に内臓脂肪が落ちていく体になる食事術

第3章 「ＭＣＴオイル生活」で楽しんでやせる方法

第4章 「齋藤式満腹やせメソッド」で、こんなこともよくなる

第5章 勝手に内臓脂肪が落ちていく体になる生活習慣

特別付録

内臓脂肪がどんどん落ちる！ MCTオイル簡単活用レシピ

MCTオイルで作る脂肪燃焼系ドレッシング

華やかな風味と香り MCTシーズニングオイル

食べてやせる! 満腹やせごはん

幸せの罪悪感ゼロスイーツ

※持病をお持ちの方は、医師にご相談の上、本書のメソッドを試していただけますと幸いです。
得られる効果・効能には個人差があります。

はじめに

「○○で体重が○kg減りました」
「これでお腹周りが○cm減りました」

TVや書籍、雑誌、webなどさまざまなメディアで、このような「やせた」という人の言葉を見たり聞いたりしたことがあるのではないでしょうか。

そのようなものを見たり聞いたりすると、「いいなあ」と思うと同時に、「本当にそんなのでやせられるの?」と思わず邪推(じゃすい)してしまう……なんてこともあるのではないでしょうか。

中には、結果を偽(いつわ)っているものもあるのかもしれません。

ですが、コンプライアンスが厳しい今の世の中で、実際に試してもいないのに紹介したり、数値を偽っていたりするものは少ないのではないかと感じています。本書も先ほど、私がおすすめする食事術で内臓脂肪が減った、やせたという人を紹介しましたが、嘘偽りのなく、実際にきちんと実践してもらった結果です。

おそらく、きちんと続けたからこその結果だと思います。

そう、この**「きちんと続けたから」というのが重要**です。

効果があるというのは大前提として、**ダイエットが成功するかしないかは、きちんと継続できるかどうかが9割。いや、10割といってもいい**かもしれません。

残念ながら、1日、2日行っただけで効果が出て、一生その効果が続くという魔法のような方法は、人間の体の仕組みを鑑(かんが)みれば、まず考えられません。

継続する時間が長ければ長いほど効果が続き、元の食事に戻るまでの時間が短いほどリバウンドしてしまう、というのは想像できるのではないでしょうか。

そこで、自分も含め、さまざまなダイエットの経験者から話を聞いて、「続かない理由」をまとめてみることにしたのです。

その結果、ダイエットが続かないのは大きく次の5つの要素があったからだという結論に達しました。

- **効果が感じられず、モチベーションが続かなかった**
- **忙しくてできなかった**
- **やること自体を忘れてしまった**
- **きつくて続かなかった**
- **体調を崩した**

これはあくまで私の主観が入ってしまうのですが、私が今までやってきたダイエットで検証してみると、やはり次のようにいずれかの要素が欠けていました。

これが、これまでダイエットが途中で挫折していた理由です!!

✔ ……… 当てはまる

	すぐに効果を実感できない	忙しくてできない	やることを忘れやすい	我慢が多い	体調を崩しやすい
レコーディング	✔	✔	✔		
炭水化物抜き				✔	✔
ジム通い		✔	✔		
ジョギング		✔	✔		
水泳		✔	✔		
キャベツダイエット		✔	✔	✔	
白湯を飲む	✔		✔		
間食抜きダイエット	✔			✔	

やせるための5つの要素

例えば、**炭水化物をいっさい食べない激しい糖質制限は、確かにぐっと体重を落とせたのですが、きつくてあまり長いこと続かず、ちょっとやめただけで、すぐにリバウンド**してしまいました。

かつて私が糖質制限をしていたときは、多忙かつ慢性的なストレス状態に陥っている状態で実施したものですから、ダイエット中は、疲労感に悩まされ、いつもイライラしていたような気がします。

そもそも**糖質制限をして健康になるには、いくつかの条件**がついてまわります。

まず肝機能に問題がなく、副腎(ふくじん)疲労のない方です。

さらにもともと高タンパク食に耐えられる消化能力があり、脂肪分解に役立つ胆汁もしっかり出て、高脂質食も問題なしという健康な膵臓をお持ちの方が理想。
グリコーゲンを貯金できる筋肉もあるのが望ましいです。
そのような力がない方が糖質制限をするとかえって疲れがたまり、挫折するということになりがちです……。

また、すぐにやせるという意味だけでなくても、体がポカポカするなど、「なんだか、体が少し変わってきている気がする」というちょっとした実感さえも覚えられない方法では、モチベーションが続きませんでした。

ジムに通ったりウォーキングをしたときは、ダイエットしているという実感は持てましたし、徐々にやせていったのですが、**忙しいとついつい忘れがち**で、なかなか習慣化できずに終わってしまいました。

もちろん、どれも効果がないというわけではありません。

続けられる人は、続けることをおすすめします。

ですが、**私のような人間でも続けられるようにするには、次の5つのポイントを満たすダイエットが必要**ではないかと思っています。

- **効果がすぐに感じやすい**
- **忙しくても簡単にできる**
- **やることを忘れにくい**
- **がまんしなくてもいい**
- **体調がよくなる**

そう考えたうえに編み出したのが、**「齋藤式満腹やせメソッド」**です。

もちろん、「大食いしても、今までどおり何をどれだけ食べてもやせる」というそんな夢のようなメソッドではありませんし、おそらくそんな方法があれば、こんなにダイエットで悩む人はいないでしょう。

多少の食生活の変化は必要になります。

ですが、できるだけ「満腹」を感じながらもやせていく、というところに焦点をおいているため、挫折がしにくく、なおかつ忙しい人でもできるだけ簡単に取り組めるように考えました。

効果も、さまざまな方に3週間試してもらったところ、**77%の方に、体重の減少がみられ**ました。

なおかつ**85%の人が「今後も続ける」**と言ってくれたのです。

やるべきことは、次の3つだけ。

1 MCTオイル生活
2 「満腹フード」を使ってラクに糖質を減らす
3 「戦略的間食」を摂る

詳しいやり方は、第2章で説明します。

気になる、早くやりたいという人は、第2章に進んでいただいても構いません。

ですが、**「理解」は、「継続する、挑戦する力」を生み出します。可能であれば、第1章から**読み進めていただけると幸いです。

「やせたら、健康になる」と、家族から何度も言われたり、健康診断のたびに医師から言われたり、健康診断表に指摘されたりするのに、うんざりしていませんか？

本書がそんなわずらわしさのない毎日を、送るきっかけになれれば幸いです。

医師　齋藤真理子

第1章

内臓脂肪を落とすために知っておきたいこと

ダイエットを後回しにしている間に、体内で起きている悲劇

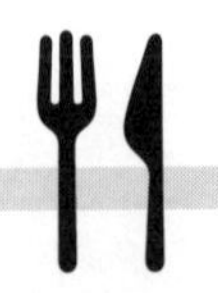

「やせたいけど、仕事で食事の時間が不規則で……」
「時間がなくて、運動するヒマなんてない」
こうした日々の忙しさをやせられない理由にして、ズルズルと太り続けてしまっている……。心あたりある方、いらっしゃいませんか？
私たち日本人は、勤勉であるからこそ、仕事が理由になってくると「忙しいなら仕方ないよね」と、ついつい自分で納得してしまいがちです。

しかし、**忙しさを理由に、食生活もそのまま、座りっぱなしで運動しない毎日、睡眠不足の日々などを続けてしまうと、内臓脂肪は当然、増え続けます。**

その結果、あなたの想像を超えた、恐ろしい事態が起こってしまう可能性を知っておいてほしいのです。

体重が増える、体に脂肪がつくといった「目に見える」肥満の症状は、実は氷山の一角であり、その裏では「目に見えない」とても重要な臓器に、大きな悪影響を与えてしまいます。

その**重要な臓器とは「肝臓」**です。

内臓脂肪が多くなると、脂肪を蓄える機能を持つ脂肪細胞がパンパンに膨れます。この異常に膨れた状態になった脂肪細胞から、炎症性物質が放出されるようになるため、体の組織に炎症が起こります。

そのため、肝臓の細胞に内臓脂肪が蓄積する**「脂肪肝」になってしまうと、肝臓が常に炎症を起こした状態**になってしまうのです。

肝臓が炎症を起こした状態だと、私たちの健康を保つための、次のような主な4つの働きが十分に果たせなくなってしまいます。

1 **代謝**（食事で摂った栄養を、体内の各器官に必要な形に変える）

2 **エネルギーの貯蔵**（体に必要なエネルギー源であるブドウ糖などを貯蔵する）

3 **解毒**（アルコール、食品添加物、アンモニアなど有害物質を分解して無毒化する）

4 **胆汁の生成**（脂質の消化吸収を助ける、肝臓で処理された不要物を排泄する、血液のコレステロール濃度を調整してくれる働きのある胆汁を作りだす）

さらに肝臓の炎症が進行することで、脂肪性肝炎、肝硬変、肝臓がんなど深刻な肝臓の病気にもつながります。

また、脂肪肝になることで、肝臓に蓄積された中性脂肪が全身をめぐる血管にも流れ出てしまい、血管を狭めて詰まらせやすくします。

その結果、果ては心筋梗塞や脳梗塞までも発症するリスクが高まってしまうのです。

脂肪肝が全身に及ぼす悪影響はこれだけではありません。

体内には「副腎」という、各臓器や器官の炎症を鎮め、修復させる「ステロイド」という成分を生成する臓器があります。

このステロイドは、通常だと体内の各臓器で仲よく分けあって、体内の健康を保つために使うのですが、肝臓が炎症を起こしてしまうと、その炎症を抑えるためにステロイドが肝臓に優先的に使われてしまいます。

その結果、ほかに修復が必要な臓器にステロイドが十分に回っていかない状態になるのです。

肝臓以外でも、内臓脂肪が多くなると炎症物質は発生するので、内臓脂肪が多い人は慢性的に炎症が全身で起こっている状態になります。

簡単にまとめると、**内臓脂肪が多いと、体内が傷つけられ続けているのに、それを修復してくれる道具も不足しているような悲惨な状態**になってしまうのです。

そんな状態が続けば当然、さまざまな臓器や器官に不調が現れ、さらに深刻な病気を引き起こすことへとつながります。

一度太ると、体重増加が止まらない！　そのわけは？

これに加えて、脂肪が肝臓にもついてしまうことで、肝臓の正常な機能が低下すると、ダイエットにおいて非常に困った事態も起こってしまいます。

やせるのは難しいのに、一度太りはじめるともう止まらない！

そんな経験がある方も少なくないのではないでしょうか。

それは、**肝臓の働きが悪くなると、やせるうえで重要な「基礎代謝」の低下が起きるから**です。

基礎代謝とは、体温の維持や、内臓の稼働、神経の伝達など生命維持のために体が自発的に行うエネルギー消費のことで、その1日の消費エネルギー量は代謝全体の約60％といわれています。

そして、**肝臓は基礎代謝のうち実に約30%もの割合を占めている**のです。

つまり内臓脂肪によって肝臓の機能が低下すると、肝臓が働くために使うエネルギーも減る。結果、エネルギーを消費しない、やせにくい体になってしまい、さらに太るという**肥満スパイラルに陥り、一度太ると肥満が加速してしまう**のです。


このように、内臓脂肪を放置しておくことによるデメリットはあまりにも大きく、大げさではなく命の危機にもつながる恐ろしい事態にもなりかねません。

そう、コトは重大なのです。

忙しさを言い訳に「やせる」ことから目を背けるのは今すぐ終わりにして、「内臓脂肪を減らす」ことと真剣に向き合ってみませんか？

今、**この瞬間も、内臓脂肪から炎症物質は出続けている**のですから。

やせるなら今！

未来の健康のために、ここで一歩を踏み出してみてはいかがでしょう。

脂肪肝で4つの働きが落ちる!

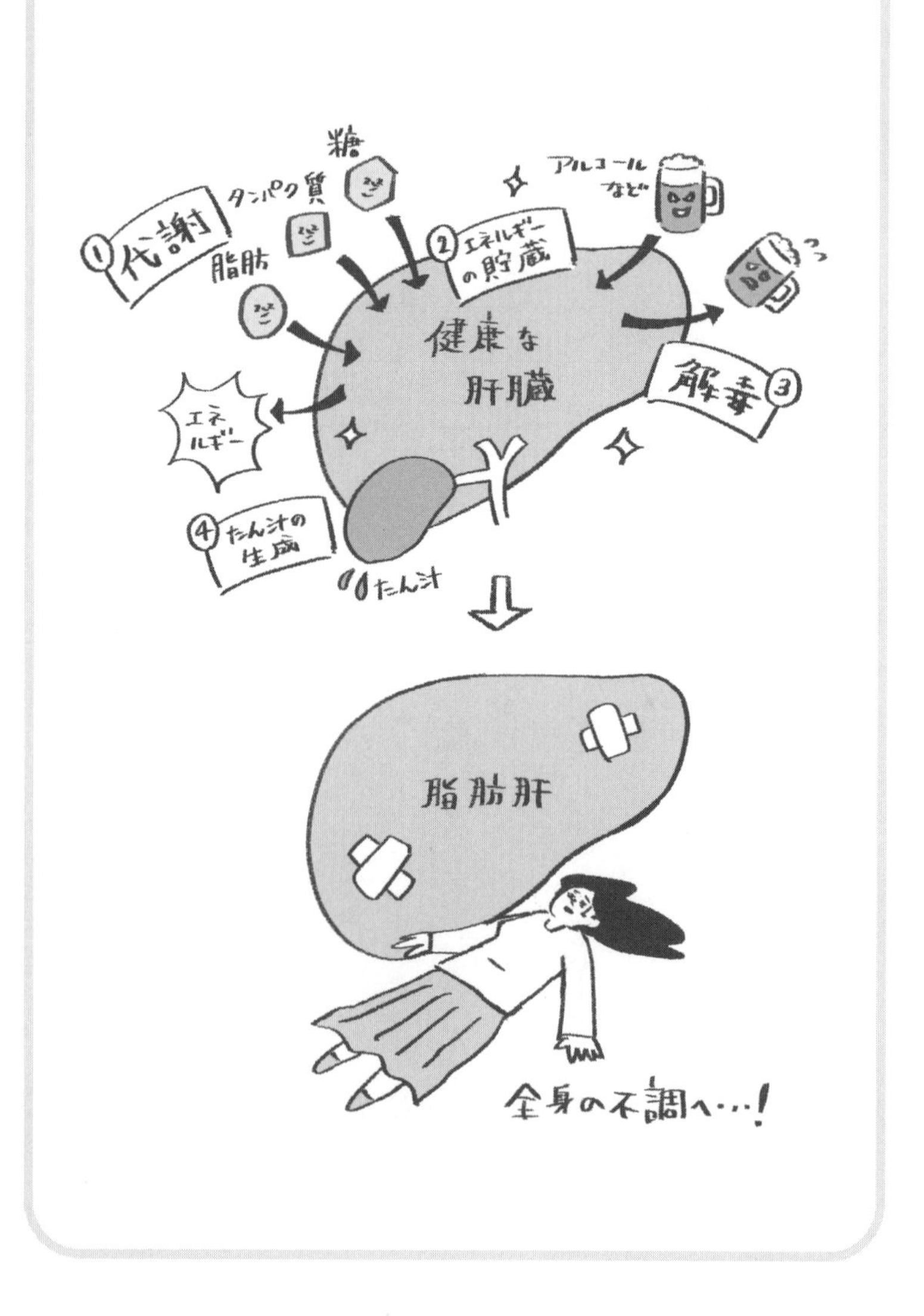

「着やせ自慢」をしている人は、「かくれ内臓肥満」の可能性大！

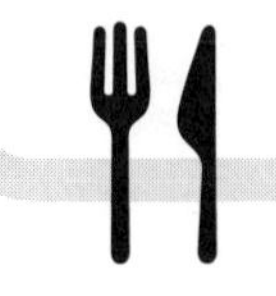

たとえ**見た目が太っていなくても、体の数値を測ってみると、肥満といわれる人と体脂肪率があまり変わらない。**

実はこんな人が多いと知っていましたか？

それは運動不足や偏った食生活、睡眠不足などで、知らず知らずのうちに、見えにくい場所に内臓脂肪などが増えてしまうからです。

そのような見た目ではわからない内臓の肥満状態を「かくれ内臓肥満」と言います。

自分が肥満かどうかを判断するときに、体重計で「体脂肪率を測る」というのを実践している方もいらっしゃるでしょう。

しかし、ご自身の体重計で体脂肪率を計った場合、そのときの体内の水分量に影響を受けやすいため、朝と夕方で数値が違ったり、水分を摂らなかったりすると、数値が低く出たりするなど、ゆらぎが多いのです。

そのため、体重計で計る**体脂肪率は、あくまでも1つの目安として活用するのがよい**でしょう。

体重と身長で体脂肪の目安を算出するＢＭＩを参考にしている人も多いと思います。日本ではＢＭＩの標準値である25以下であっても、ウエスト周囲が男性で85㎝以上、女性で90㎝以上の人は「かくれ内臓肥満」の可能性が高いとされています。

ですが、**ＢＭＩはあくまでも体重と身長をもとに計算した数値であり、その数値だけでは、「かくれ内臓肥満」かどうかが判断しづらい**のです。

なぜなら体重は脂肪と筋肉の合計量で決まるので、脂肪が少なく筋肉が多い人もいれば、その逆の人もいるからです。

一番いいのはCTスキャンをとってみることですが、費用もかかりますし、対応してくれるクリニックを探すのも結構手間がかかるかもしれません。

そこで、**次ページに、「かくれ内臓肥満」のチェックリスト**を作ってみました。

簡易的なものですが、ぜひ参考にしていただけたらと思います。

ちなみに、「かくれ内臓肥満」は特に女性に多いといわれます。
それは**無理な食事制限ダイエットによって筋肉量が低下することを「やせた！」と勘違いし、その後元の食事に戻すことで、筋肉が減り脂肪だけが増えていくケースが多いから**だと言います。

「自分は太ってないから健康だ」

「体重さえ減ればどんな方法でもいい」という考えでいると、内臓脂肪がどんどん増えているという、思わぬ落とし穴があるので要注意です。

あなたは大丈夫!?「かくれ内臓肥満」チェック

□	血圧が高い
□	血糖値が高い
□	悪玉コレステロール値（LDL）が高い
□	ダイエットに失敗し、その後リバウンドした
□	お腹は出ているが、お腹のお肉を手でたっぷりと掴（つか）めない
□	肉が好きで魚をあまり食べない
□	甘いものをよく食べる
□	睡眠時間は短い方だ
□	糖質量の多いお酒をよく飲む
□	タバコを吸っている
□	ストレスが多い

0~3個

今のところ、内臓脂肪はそれほど多くなさそうですが、少しでも心配な場合は、早めに対策を！

3~8個

じわじわと内臓脂肪が溜まってきています。ぜひこの本のメソッドを使って、食習慣の改善に取り組みましょう！

9個以上

内臓脂肪型肥満の可能性があります。すぐに「齋藤式満腹やせメソッド」で内臓脂肪を減らしましょう！

眠っていた「やせ機能」を目覚めさせ、勝手に内臓脂肪が落ちる体に

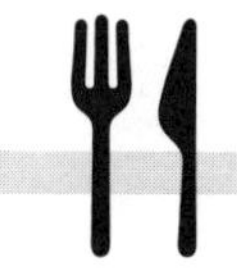

では、なかなか落とせずに苦労をしているのに、どうやって、体を蝕み続けるこの憎むべき内臓脂肪を取り除けばいいのでしょうか。

さまざまなやり方があると思います。
激しい運動をして筋肉をつけて、代謝を上げる。食事の量をぐっと減らす。
どれも確かに効果はあると思います。

ですが、できるだけラクに、そして**健康的に、一瞬ではなく永遠に内臓脂肪とサヨナラしたいのであれば、ポイントとなるのは次の2つ**です。

この2つのポイントさえ押さえていれば、激しい運動や厳しい食事制限をすることなく、叶えることが可能です。

それは**「脂肪燃焼体質になる」ことと、「血糖値を安定させる」こと**です。

まず「代謝のメカニズム」について説明しましょう。

長い間、人間が活動するうえで筋肉や内臓を動かすエネルギー源は主にブドウ糖（糖質）だと思われてきました。

さらに、**「脳がエネルギー源とできるのはブドウ糖だけ」という定説も長い間ずっと信じられ続けていた**ことは、知っている人も多いことでしょう。

しかし、近年の医学研究が進むにつれ、**人間のエネルギー源は糖質だけではなく、脂肪を分解してできる、「ケトン体」という代謝産物（たいしゃさんぶつ）によっても得られる**ことがわかってきています。

お米やパンなどはすぐにエネルギーになるイメージがあるので、炭水化物（糖質）を摂らないと生きていけないと思っている人は多いと思います。

しかし、実際に数日間ダイエットのために炭水化物を抜いても、死んでしまう人はほとんどいません。

それは、体内の糖質が不足して飢餓状態に陥ったら、肝臓が摂取した脂肪やタンパク質、また体に蓄えられた脂肪から「ケトン体」という物質を生成して、糖質に代わるエネルギー源に変えるためです。

この**ケトン体をエネルギーにすることを「脂質代謝」といい、糖質ではなくケトン体をエネルギー源にできている状態を「脂肪燃焼体質」**といいます。

そもそも何億年前の太古(たいこ)の昔、人間の主食は肉であり、糖質はほとんど摂られていませんでした。

それでも、狩猟などで激しく身体を動かしながら生活できていたのは、「脂肪燃焼体質」だったからです。

それが糖質をたくさん摂るようになり、主なエネルギー源が糖質になったため、**糖質をエネルギーへと変える「糖質代謝」がメインになり、「脂質代謝」をほとんど行わなくなっていった**のです。

つまり、人間の体には、内臓脂肪を減らしてエネルギーへと変える機能が太古より備わっており、その眠っている機能を呼び覚ませば、内臓脂肪が増えるリスクを減らすことができるのです。

ケトン体と聞いてひと昔前に流行った**「ケトジェニックダイエット」**を思い浮かべた方もいるかもしれません。

脂肪燃焼体質になって脂肪が落ちやすい体を目指したもので、短期間で絶大な効果が出やすいと、**数年前からハリウッドセレブを中心に注目されてきました。**

ただし、当初のケトジェニックダイエットは、厳しい糖質制限をして脂質メインの生活に切り替えるという相当キツいものであり、なおかつ、毎食のメニューに大量の肉や魚、チーズやナッツ、アボカドなど良質な脂質を必要とする、非常にお金もかかるものでした。

また、短期間で体重減少に絶大な効果がある半面、糖質を極端にカットすることで筋肉も減ってしまうため、やめた後にリバウンドも引き起こしやすい、というデメリットもありました。

「え？　ラクでもないし、リバウンドもしやすいなら、最初に言っていることと違いませんか？」と思った方もいらっしゃるかもしれません。

でも、ご安心ください。**簡単に「脂肪燃焼体質」になる裏ワザがあるのです。**

ポイントになるのは、ＭＣＴオイル。詳しくは、第2章で紹介しますので、楽しみにしてください。

「年をとったらやせにくい」原因は、ミトコンドリアの活動の停滞

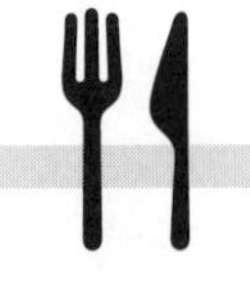

「ダイエットを頑張っているのにやせなくなった……」

「昔と比べてたくさん食べているわけではないのに、最近太ってきた」

「毎日、ウォーキングしていてもやせない」

年齢を重ねてくると、このような悩みを抱える人が増えてきます。

この**原因となっているのが、ミトコンドリアの活動の停滞**です。

私たちの体は約37兆個もの細胞で作られていて、その1つひとつの細胞にミトコンドリアがいます。

細胞1つあたりにつき、ミトコンドリアは百～数千個あるといわれていますので、全身だとまさに天文学的な数のミトコンドリアがいることになります。

このミトコンドリアは、食事で摂取したものや、体に蓄えてある脂肪、呼吸によって吸い込んだ酸素を使い、**ATP（アデノシン三リン酸）というエネルギーを生み出すのが主な仕事**です。

つまりこの小さくも天文学的な数のミトコンドリアは、「エネルギー工場」と言える存在です。

このミトコンドリアが活発に働けば、食事で摂取したものや蓄えてある脂肪がエネルギーとして変換されやすくなります。

また、ミトコンドリアから生み出されるATPは、簡単に言うならば、体の元気の源です。

ATPがたっぷりあればあるほど、体は活発に動くようになるため、基礎代謝が上がります。

しかし、20代をピークに、ミトコンドリアの数と働きは低下していきます。

そうなると必然的に次ページのグラフのように、基礎代謝も下がっていくことになり、これがいわゆる「年をとったらやせにくい」事態の原因となっているのです。

ミトコンドリアの働きの劣化が引き起こすのは、基礎代謝の低下だけではありません。

ミトコンドリアは免疫機能にも大きく関係します。

人の体は、体内にウイルスや細菌など、体に悪さをしようとするものが侵入してきたとき、免疫機能をもった細胞が撃退（げきたい）、体外へ排出しようと働きます。

それら**免疫細胞も、ミトコンドリアが生成するＡＴＰをエネルギー源とするため、ミトコンドリアの働きが低下すると、おのずと免疫も低下**してしまいます。

そうなると、さまざまな病気にかかるリスクも上がってしまうのです。

そして加齢以外にも、ミトコンドリアの働きを低下させる要因があります。

それは「悪い生活習慣」、つまり運動不足や食べすぎです。

加齢に伴い、基礎代謝量は低下する!

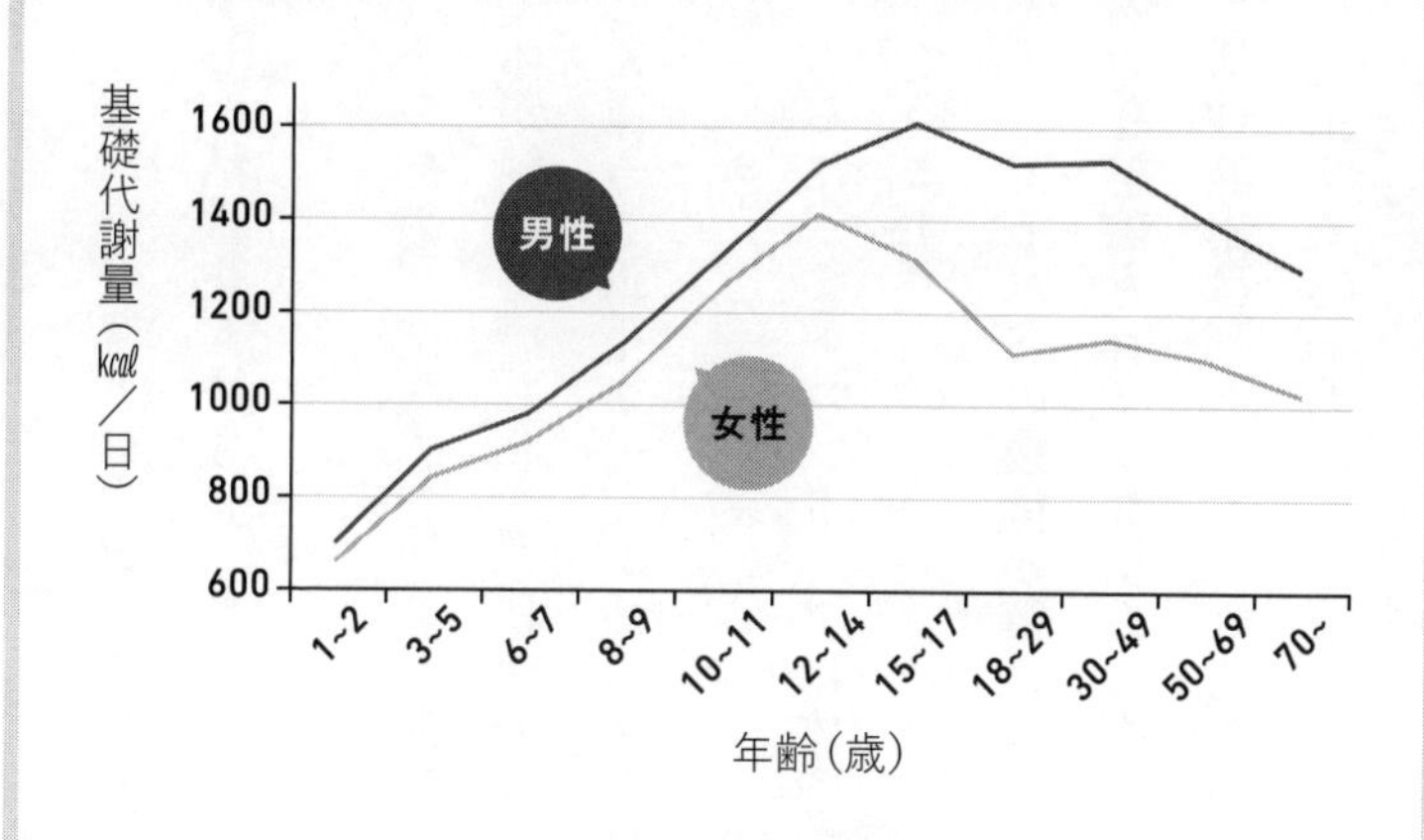

50代を超えると
ピーク時に比べて200~400kcal減

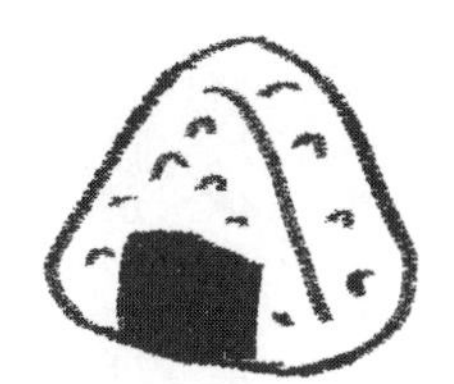
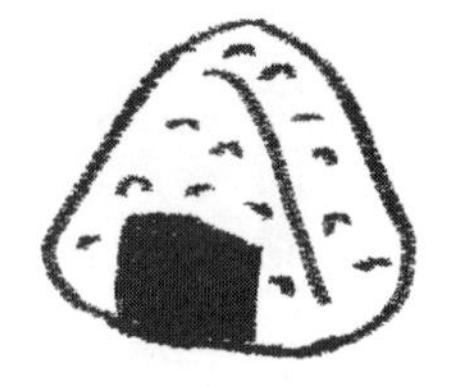

おにぎり1~2個分に相当!

だから昔に比べてやせにくい!

参考：厚生労働省　日本の食事摂取基準 2015 年度版より

ミトコンドリアは本来、空腹や運動などで細胞に適度な負荷が加わった時に数を増やし、活性化します。

そのため、空腹感を覚える前に食べていつでもお腹がいっぱいだったり、運動不足で体が鈍っていたりする状態では、ミトコンドリアは休止状態になってしまい、どんどん働きを低下させてしまうのです。

さらに、ミトコンドリアは体内で排出される活性酸素によって、日々ダメージを受けています。

そしてそれらの**損傷が蓄積（ちくせき）したミトコンドリアは、細胞にとって害になるため、体内から排除されるシステム**になっています。

活性酸素は、ストレスなどを感じたり、食品添加物を摂ったりすると、体内に大量に発生するといわれています。

つまり、現代人は、ミトコンドリアが活動休止に陥りやすい生活をしている可能性が高いといえます。

当然ながら加齢は止めることはできませんし、ストレスを感じないように生活したり、無添加のものしか食べなかったりするのは難しいでしょう。

しかし、そんな中でも、**一度機能の停滞に陥ったミトコンドリアをもう一度活性化することはできます。**

その大きなカギを握るのが、**「ケトン体」**です。

「ケトン体」は、ミトコンドリアの強壮剤といっていい存在で、ケトン体が増えると、ミトコンドリアが復活し、ATPエネルギーを大量に作りはじめるのです。

ですから**「脂肪燃焼体質」になることは、内臓脂肪をエネルギーとして使うようになることにプラスして、基礎代謝が上がるという、勝手にやせる体になるための2つのメリットがある**のです。

血糖値の安定で、あなたの中に潜む「ドカ食いモンスター」が消える

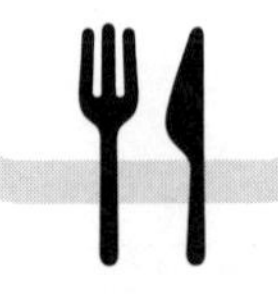

ここからは、内臓脂肪を増やさないもう1つのポイントである「血糖値を安定させる」ことについてお話しします。

多くの糖質を摂取すると一時的に血糖値が急上昇するので、それを安定させるために膵臓から「インスリン」というホルモンが分泌されます。

このインスリンのありがたい働きが、血中内の糖を脳や筋肉などに運ぶ「糖の宅急便」になってくれることです。

血中内に増加した糖を体内の必要な場所に分配してくれることで、血糖値を一定に保とうとしてくれます。

ただし、宅急便が届いた先の脳や筋肉にも糖を貯蔵できる量には限界があります。

そして、**糖が余ってしまうとインスリンはもう1つの厄介な働きである「糖のリサイクル業者」に変貌し、余った糖から中性脂肪を合成し、体に蓄積させてしまう**のです。

インスリンによる脂肪の蓄積をそのままにして、特に内臓脂肪が増えてしまうとさらに困った事態が起こってしまいます。

それが「インスリン抵抗性」です。

インスリン抵抗性とは、インスリンの「糖の宅急便」としての働きが悪くなり、血糖値がどんどん上昇してしまうことです。

これによって血中内に糖のあまりが大量に発生して漂ってしまい、それらをインスリンが「糖のリサイクル業者」として次々に脂肪に合成していってしまい、さらに内臓脂肪が増えてしまうという、負のスパイラルが出来上がってしまいます。

インスリンが「糖のリサイクル業者」に変わるとさらに太る!

インスリンの働きが正常な時

血中内のブドウ糖を脳や筋肉などに運び、血糖値を一定にしてくれる。

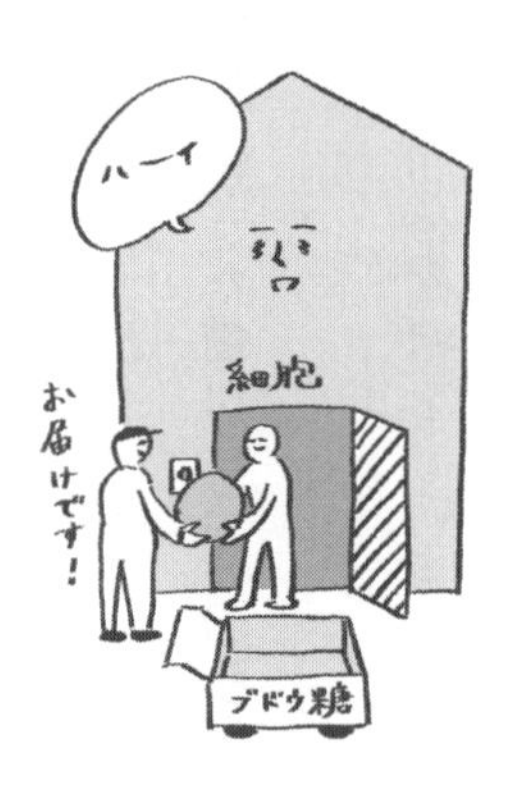

体内の糖が過剰になるとインスリン抵抗性に陥り…

インスリンの働きが悪くなり、血中内でのブドウ糖の濃度が増える。

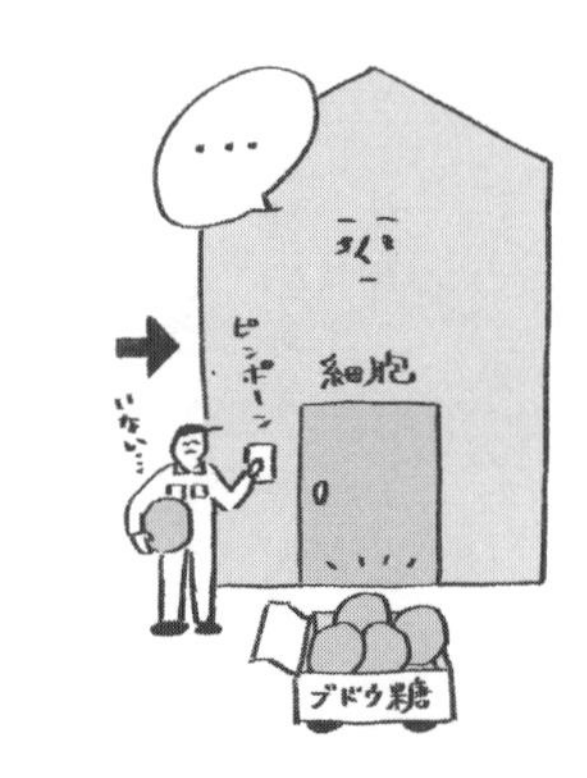

糖のリサイクル業者に変身!
ブドウ糖を中性脂肪にリサイクルし、
脂肪細胞に蓄えてしまう。

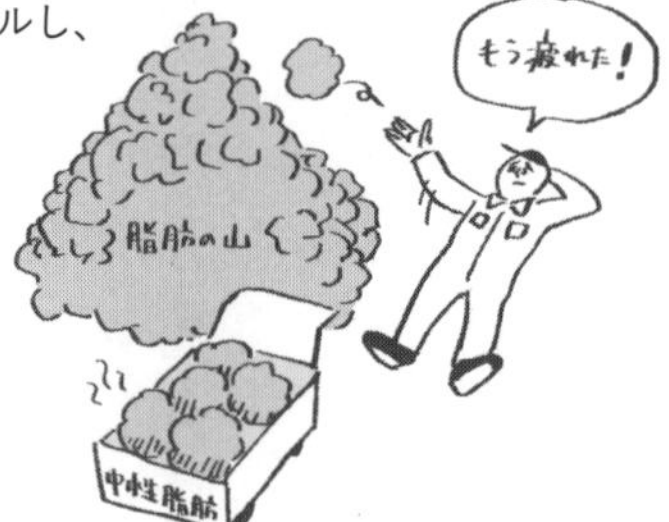

このインスリンは、脂肪を溜め込んで私たちを直接的に太らせてしまうほかに、ダイエット中の人の意思を翻弄（ほんろう）してしまうという恐ろしい作用もあります。

お腹いっぱい食べたはずなのに、すぐにまたお腹が減った気がして、なんだか無性に甘いものが食べたくなることはありませんか？

それはインスリンによる「時差マジック」によって脳が勘違いを起こすためです。炭水化物や甘いものを食べすぎたときは、血糖値が通常以上に高い「食後高血糖」の状態になりやすくなります。

急激に血糖値が上がることで適量なインスリンの分泌が間に合わず、どんどん上がる血糖値を下げようと、**過剰なインスリンが分泌された結果、血糖値の急降下が起こります。**

このように、**血糖値が急激に上がって、そのあとに急激に下がることを「血糖値スパイク」**と言います。

血糖値スパイクが起こり、急激に血糖値が下がってしまうと、脳は「血糖値が下がりすぎた＝低血糖になってしまった」と勘違いし、必要以上に糖質を欲しがるようになるのです。

つまり、**「甘いものがほしい！」「お腹がすいた、たくさん食べたい」と抗いがたいほどの悪魔のような食欲があふれてしまう**のです。

その生理現象にはなかなか勝てず、「ドカ食い」をしてしまうということになってしまいます。

さらに血糖値スパイクによって食後に血糖値が大きく上昇すると、血管がダメージを受けることになります。

これにより動脈硬化や心筋梗塞などのリスクが上がるだけでなく、最近の研究ではがんや認知症などの深刻な疾患（しっかん）にもつながると考えられています。

ここまで説明したことから考えて、インスリンの分泌量をコントロールすること、つまり**「血糖値を安定させる」ことを心がけることが、内臓脂肪を減らす**ために、そして、深刻な病気から遠ざかるためにも、非常に重要なポイントとなるということが理解していただけたのではないでしょうか。

血糖値を安定させるために必要なポイントが次の3つです。

- **糖質の量を減らす**
- **血糖値の上昇が緩やかになる食べ方をする**
- **食事をこまめに摂り、血糖値を下げすぎない**

第2章で紹介する「齋藤式満腹やせメソッド」の中では、満足感を覚えつつ糖質を減らす方法や血糖値が上がりにくい食事術を紹介するとともに、「戦略的間食術」と私が呼んでいる方法も紹介しています。

詳しいやり方は、簡単にいえば、**血糖値が急激に上がりにくい間食を、こまめに摂りましょう**というものです。

体は空腹を感じると、栄養を吸収しようと待ち構えます。

そのような状態で食事をしてしまうと、一気に血糖値が上がってしまいます。

また、**血糖値を安定させることで、先ほど説明した血糖値が低いと現れる「甘いものが食べたい」「たくさん食べたい」という悪魔のささやきからも逃れられます。**

とはいえ、間食で砂糖たっぷりの甘いお菓子を食べたり、せんべいなどの糖質の高いものを食べたりするのは、血糖値が上がりすぎて逆効果です。

では何を間食に食べたらいいいか。次の章で紹介しますので参考にしてください。

たくさん食べてもエネルギー不足が起き、疲れがとれない理由

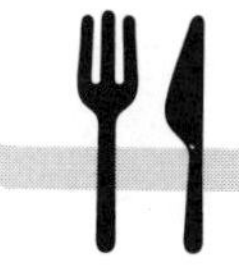

「今日は頑張ったから、疲れをとるために甘いものをたくさん食べよう」
「今日は夜から忙しいから、昼はたくさん食べてエネルギーを蓄えよう」
「夜食をしっかり食べて頑張ろう」

このようなことを考えたり、実行したりしたことはありませんか？

残念ながら、**たくさん食べても、体内がエネルギーたっぷりの状態は続きませんし、逆にエネルギー不足を引き起こす**可能性もあります。

その原因が、先ほど述べた、インスリンの働きです。

エネルギーとなる糖質をたくさん食べたとしても、エネルギーとなる前に、その多くを、インスリンが脂肪として蓄えてしまうからです。

そして、血糖値スパイクが起きて、血糖値が低くなります。

血糖値が低い状態というのは、ある種のガス欠の状態です。

そのため、頭がぼーっとしたり、体のダルさを感じたり、集中できなかったりとパフォーマンスの面でさまざまな影響が出ます。

私は、以前、実験で、血糖値を測る機械をつけながら仕事をしていたことがありますが、血糖値が100で安定しているときは、**自分でこの状態を「菩薩（ぼさつ）モード」と名付けたほど集中でき、すこぶる仕事のパフォーマンスがよかった**です。

やせるだけでなく、パフォーマンスも上がる。だからこそ、ぜひ「戦略的間食術」を取り入れてほしいのです。

疲れにくくなるためにも、体質を変える

そもそも**糖質をエネルギーとする「糖質代謝」だと、長期的なエネルギーを得るには、あまり効率的とはいえません。**

糖質代謝は食事から摂取した糖質に加えて、体に糖質が不足したときに補充できるよう肝臓に貯蔵されている「グリコーゲン」、肝臓がアミノ酸などからブドウ糖を作り出す「糖新生」という働きによって作られたものをエネルギー源としています。

一見すると3本柱で安定した供給かと思える「糖質代謝」ですが、**体内に貯蔵できるグリコーゲンは200〜300g程度で1000㎉程度しかなく**、これは食事から摂取しないままだと約12時間ほどでなくなってしまう量です。

一方で、前述した「脂質代謝」は、長期的に体にエネルギーを補給できます。

なぜなら、「脂質代謝」で使われる脂肪は、ブドウ糖とは違って体内に豊富に貯蔵されています。

例えば体重60kg、体脂肪率20%の人の場合は脂肪量は、12kgになり、これは約10万kcal相当になります。

また、「脂質代謝」は、「糖質代謝」に比べてパワフルであるのも特長です。

「糖質代謝」で得られるエネルギーは着火するのが早い分、燃料切れになるのも早いのが特徴です。

対して**「脂質代謝」で得られるエネルギーは、着火はゆっくりながらも、燃え出すとなかなか消えずに長くエネルギー**として働きます。

「糖質代謝」が落ち葉や小枝での焚き火、「脂質代謝」が備長炭や石炭に置き換えてイメージするとわかりやすいかもしれません。

内臓脂肪を落とすだけでなく、長時間、エネルギッシュで活動的な生活を送るためにも、「脂肪燃焼体質」への変更は、非常に有効的であるといえるでしょう。

第2章

これが勝手に内臓脂肪が落ちていく体になる食事術

齋藤式満腹やせメソッド❶

「MCTオイル生活」

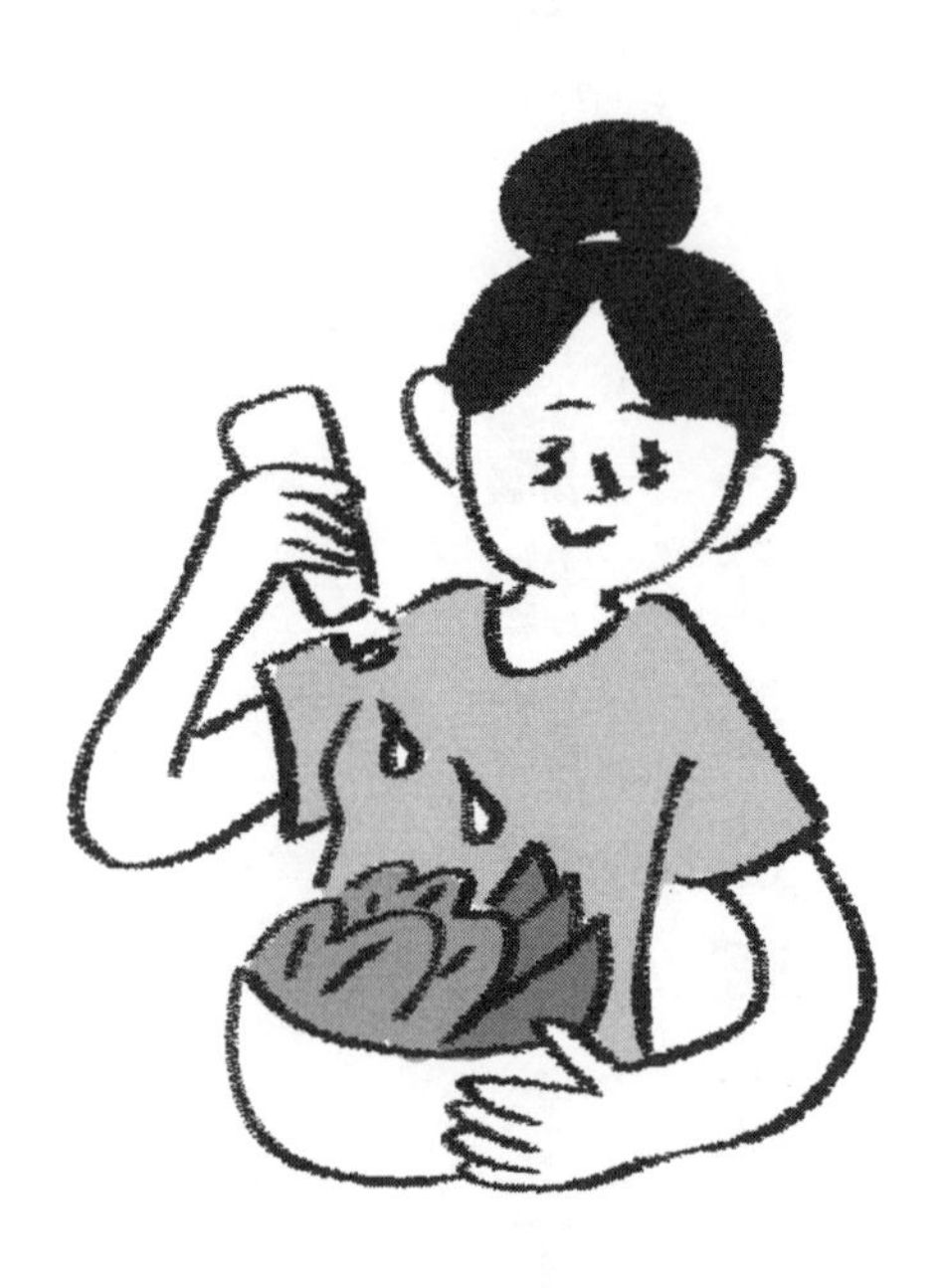

MCT オイルをいろいろな料理にかけて、
内臓脂肪が勝手に燃える体質&太りにくい体に!

Point 01

和、洋、中なんにでもあう。いろいろな料理に「かけオイル」

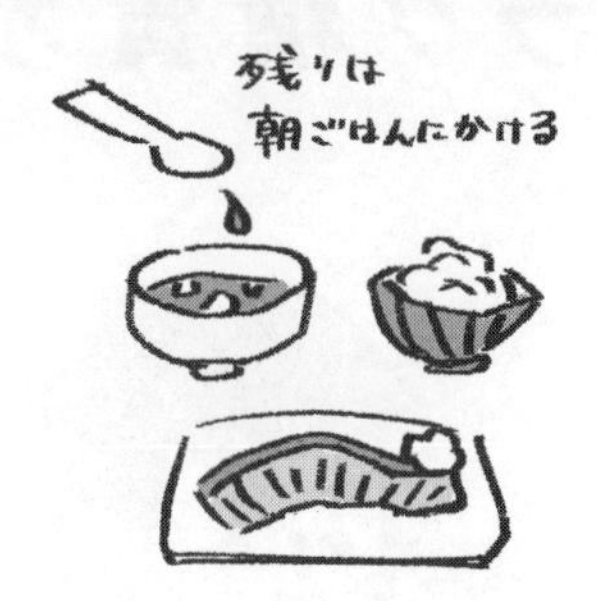

Point 02

ちょっとしたコツで持ち運びも超ラク！外出先でも「かけオイル」

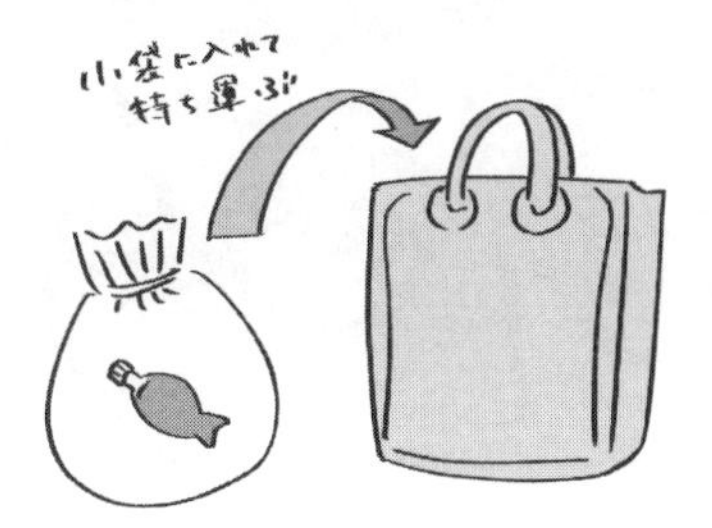

こんなやせ効果が！

- 内臓脂肪をエネルギーに変える「脂肪燃焼体質」になる
- ミトコンドリアが活性化し代謝アップ
- 血糖値の乱高下を抑えて糖質を脂肪になりにくくする
- 満腹感がアップし、自然と食事量が減らせる

齋藤式満腹やせメソッド❷

「満腹フード」で ラクラク糖質オフ

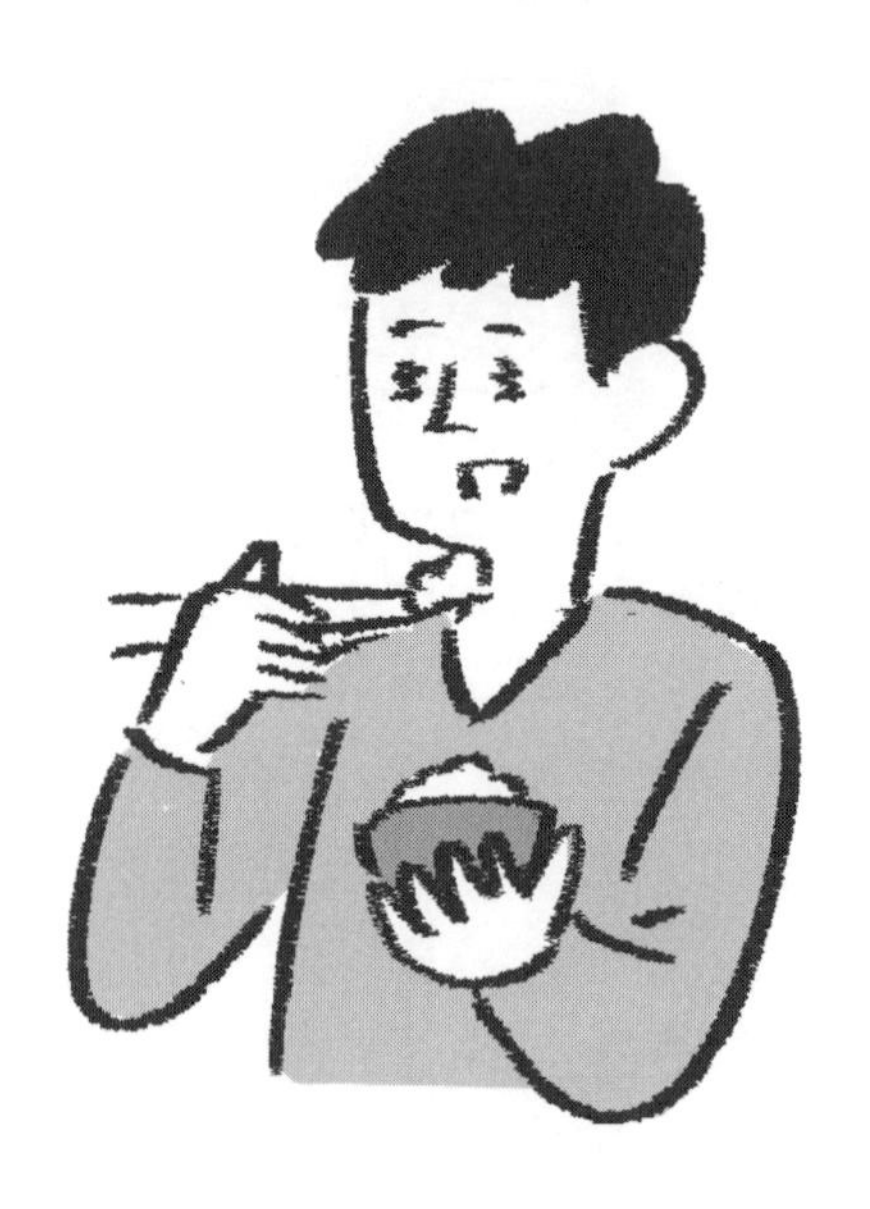

本書初公開の「満腹フード」で、
満足感ある食事と糖質オフを両方実現！
ぐっとラクにやせられます。

Point 01 簡単かさ増し術で満腹感変わらず糖質オフ

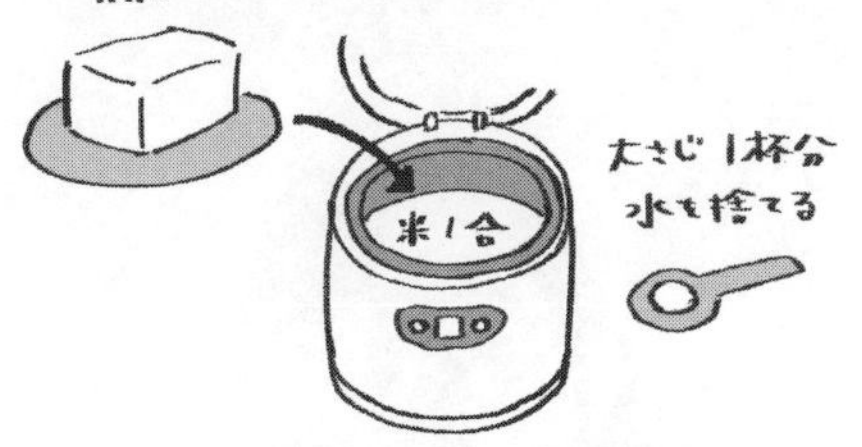

Point 02 おすすめの置き換え「満腹フード」で糖質をぐっと減らす

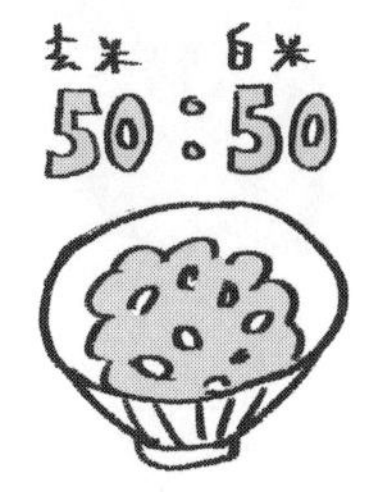

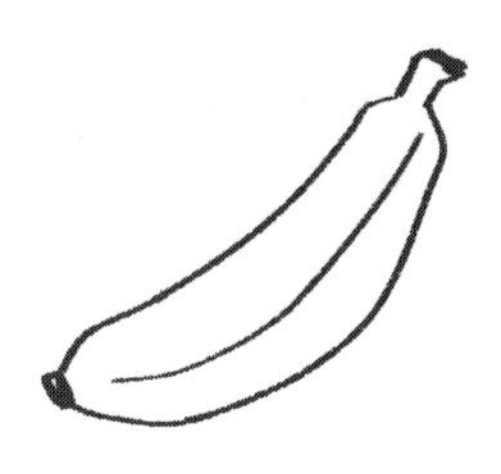

こんな効果が！

- 内臓脂肪が勝手に減っていくスピードがアップ！
- 無理のない糖質制限なのでリバウンドの危険性が少ない

齋藤式満腹やせメソッド❸

「戦略的間食」を摂る!

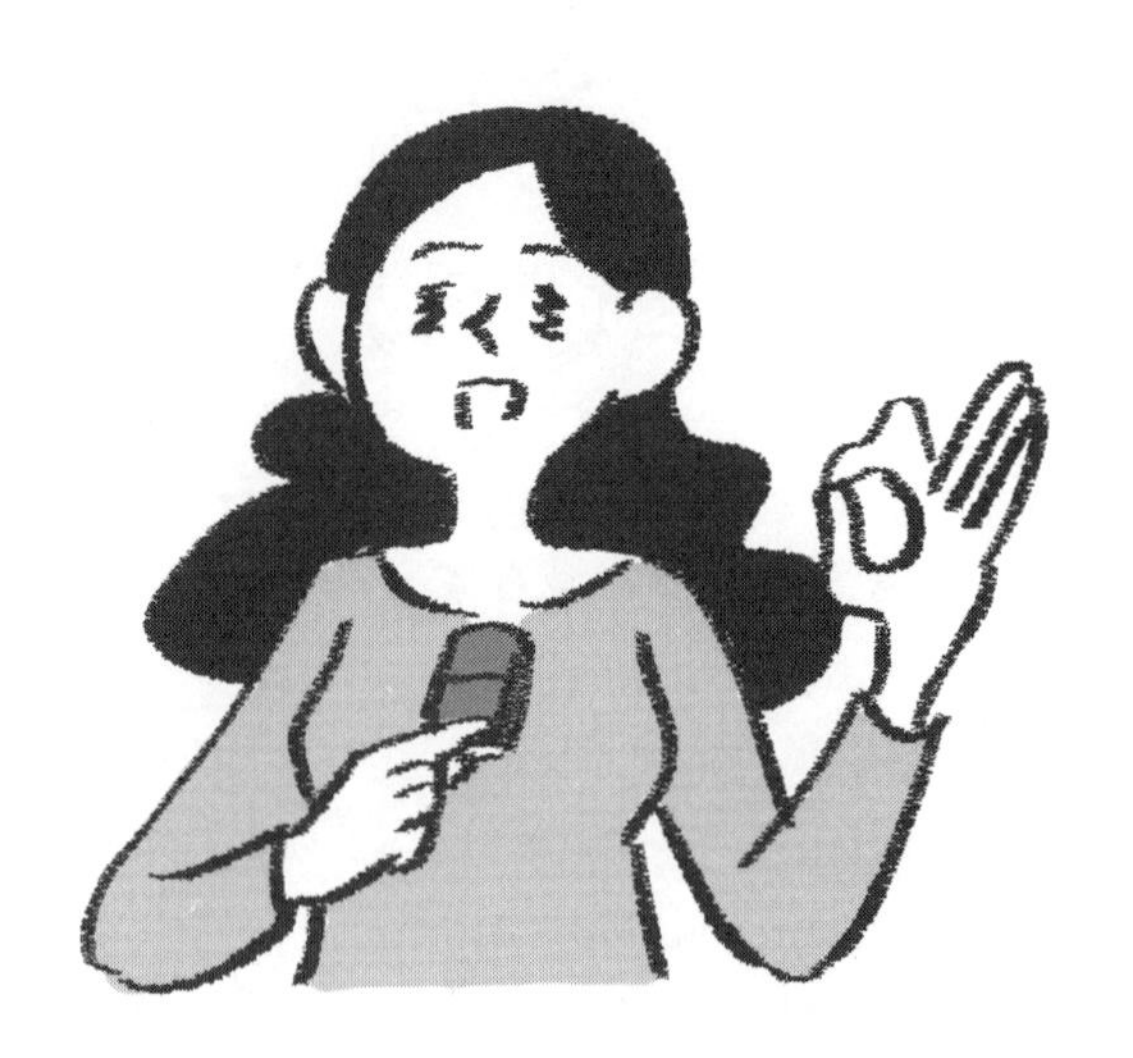

「間食」≠太る。食べ方を間違えなければ
「間食」を摂ることで、「血糖値が安定」して
むしろやせます!

Point 01

簡単に作れる最強の間食！「齋藤流間食お味噌汁」

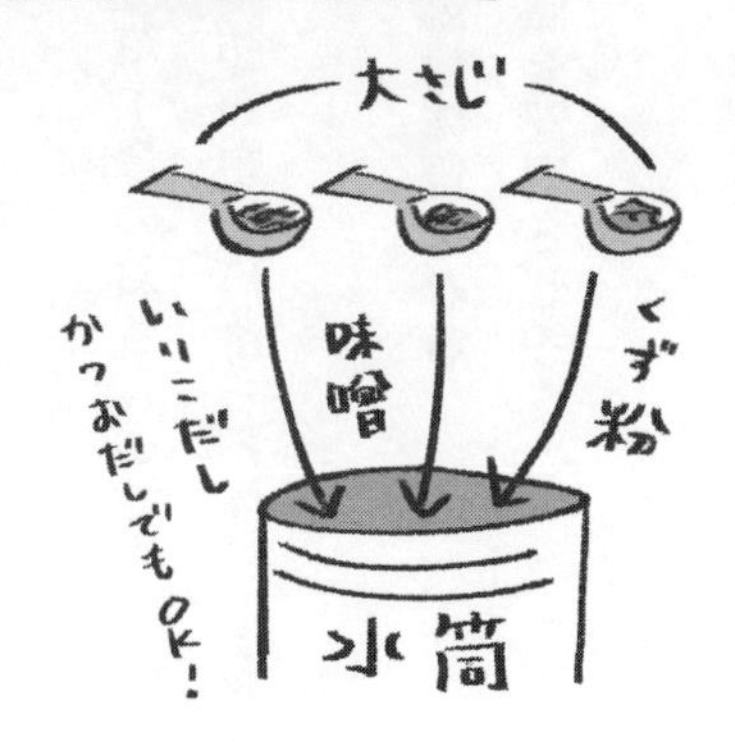

Point 02

やせる間食ベスト5を食べる！

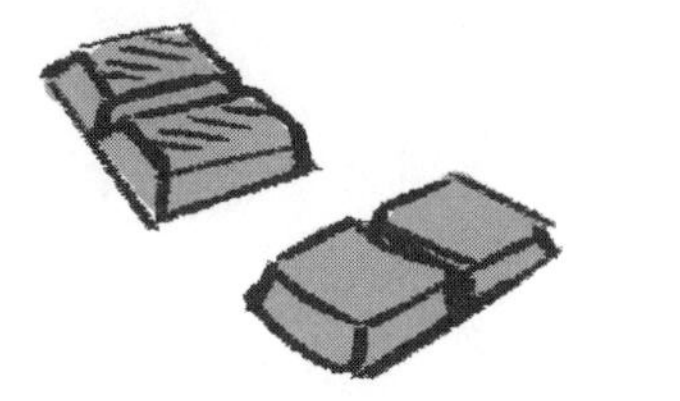

こんな効果が！

- 次に食べる食後血糖値の急上昇を防ぐ
- 小腹が空いたときのイライラから解放される！
- パフォーマンスもアップ

「ラク」と「続けられる」にこだわった3つのやせメソッド

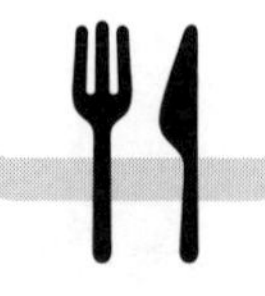

ここで第1章のおさらいです。
内臓脂肪が勝手に落ちる体になるために必要なポイントが次の2つでした。

・脂肪燃焼体質になる
・血糖値を安定させる

この2つのポイントをできるだけ簡単に実現するように考えたのが、この章の冒頭にも紹介した次の3つのメソッドです。

❶「MCTオイル生活」
❷「満腹フード」を使ってラクに糖質を減らす
❸「戦略的間食」を摂る

実際にこのメソッドを3週間試してもらったところ、体重は平均でマイナス1・2kgでした。

ほかの方法で、もっと急激に減ったというものもあるかもしれません。

しかし、**急激にやせればやせるほど、リバウンドする危険性が高まります。**

なぜなら、そのような方法は、きつい食事制限や運動を強いられるからです。

そのため、長続きせず、やめた途端に、元の体重へと戻ってしまう。

私も含め、そんな人を数多く見てきたのです。

せっかく頑張ったのに、その労力をムダにしてしまう。こんな悲しいことはありません。

リバウンドしにくいと推奨（すいしょう）されるダイエットは1カ月でマイナス1～2kgです。

また、多くの方が「齋藤式満腹やせメソッド」を3週間後も続けているようで、「リバウンドしてしまった」という話もあまり聞きません。

そう考えると、ちょうどよく脂肪を減らせて、長い間続けられる方法だと言っていいのではないでしょうか。


重要視したのが「満腹感」です。

決して大食いしてもやせるわけではありませんが、ある程度の量でも満足できる、そして空腹で苦しむことのない方法を考えました。

3つすべてやっていただくのが一番効果的ですし、いざやってみると非常に簡単にできますが、**ちょっとハードルが高そうという人は、①の「MCTオイル生活」だけでも**はじめてみて、そこから徐々に②、③とやることを増やしてみてください。

「油」で「脂」を落とす！
これがダイエットの新常識

ここでちょっとクイズです。

「手についた油性マジックを簡単に落とすなら、次のどれがいいでしょう？」

1. **水**
2. **油**
3. **石鹸**

正解は2の油です。

油性ペンに含まれる油は、水や石鹸では分解できず、油で浮かせて落とすのが効果的です。

油を含む、ケチャップや口紅、クレンジングオイルなどで落とすという人もいるようです。

では、**「脂（脂肪）」を落とす「油（オイル）」がある**ということをご存じの方はいらっしゃるでしょうか？

その正体などは、あとで詳しく説明しますが、「内臓脂肪を減らすためには、『油』を摂るのが近道」である。この事実が近年、多くの医師や研究者にも認められてきています。

私たちは今までのダイエットブームなどの刷り込みにより、「オイル＝太る・健康に悪い」、「オイル抜き＝やせる・健康にいい」と、油（オイル）を過度に遠ざけすぎているように感じます。

ですが、それは、むしろ体にとって「損」なことなのです。

油（脂質）はタンパク質、炭水化物と並ぶ重要な栄養素の1つであり、細胞膜やホルモンを作るために必須の成分です。

良質な脂肪分がないと、良質な細胞を作れないのです。

さらに、摂った適量の脂肪は、糖質を過剰に摂取しない限り、直接体内で脂肪になることはありません。

みなさん、認知症予防や頭の回転や記憶力がよくなる成分として、**EPAやDHA**という言葉を聞いたことがありませんか？

これも、油です。

まずは、油＝健康に悪い、その固定概念を取り払ってほしいのです。

適量を知り、バランスよく食事に取り入れれば、油は健康な体づくりの最強のパートナーとなってくれるのです。

新時代に突入！「料理用油」から「サプリ的オイル」へ

みなさんは普段、油をどんなふうに摂っていますか？

「てんぷらなどの揚げものや炒めものの調理油、もしくはドレッシングで」という方は多いのではないでしょうか。

量はどうですか？

「できれば油は少ない方が健康にいいと思っている」……なるほど。

でもその考え、ちょっと古いかもしれませんよ？

実は令和の今、油はそのまま飲んだり、食事にかけたりして、サプリメント的な使い方をする「オイル新時代」に進化しつつあります。

少し話は脱線しますが、その進化の歴史を少しひも解いていきましょう。

健康ブームから、オリーブオイルやオメガ3が台頭！

実は1950年代から地中海食が健康によいことが研究され、1970年代から野菜や全粒雑穀類、オリーブオイルなどを食べる健康的食事として注目を集めました。

ギリシャやイタリアなど地中海を取り巻く国々の食生活に由来し、乳製品や肉より魚を多く食べ、野菜や全粒穀物などとともに、とにかく新鮮なエクストラバージンオリーブオイルを料理に使ったり、直接飲んだりというものでした。

日本でも、1990年代後半以降からブームになり、食事のときにオリーブオイルをスプーン1杯飲むという習慣を持つ人が、徐々に増えてきました。

そのうち健康ブームの流れから、動脈硬化や血栓を防ぎ、血圧を下げたりＬＤＬコレステロールを減らしたりしてくれる「オメガ3」という種類の油、特に魚に含まれるEPAやDHAなども摂ったほうが体にいいという話が広がりました。

2000年に入ると、オメガ3を含むアマニ油やエゴマ油、その油が入ったドレッシングなどがスーパーで売られ注目されるようになりました。

「サプリ的オイル」の真打ちとして登場した中鎖脂肪酸！

その後、このオイル新時代の「真打ち」として注目されるようになったのが、脂肪燃焼、免疫力アップ、抗菌作用、認知症やアレルギー症状の改善、美肌に美髪と、さまざまな美容と健康の嬉しい効果が期待できる、ココナッツオイルなどにも多く含まれる中鎖脂肪酸(ちゅうさしぼうさん)のオイルです。

ところが、この**ココナッツオイルは、これらいい効果が期待できる「中鎖脂肪酸」の含有量が、その実、全量の約60%。**

さらに少し風味に特徴があり、好みが分かれるところ。悪くはないけれど、もっと濃厚な純度100%で、クセのない中鎖脂肪酸オイルがないものか……。

それが「齋藤式満腹やせメソッド」で主役といっていい存在の「MCTオイル」です。このオイルを食事にかけたり、食事中にサプリ的にとったりする。**食事に加えることで、内臓脂肪が勝手に燃える体になる**というすぐれものです。

MCTと英語なので、ちょっとケミカルな感じがしますが、MCTは中鎖脂肪酸の英語名 Medium Chain Triglyceride の略称で、母乳や牛乳などの乳製品、さらにはコナッツなどのヤシ科植物の種実に含まれる成分です。

さらに言えば、**MCTオイルが食卓に並んだのは、まだ歴史が浅いですが、50年以上、医療や介護、スポーツなどの現場では使われてきたもの**なのです。

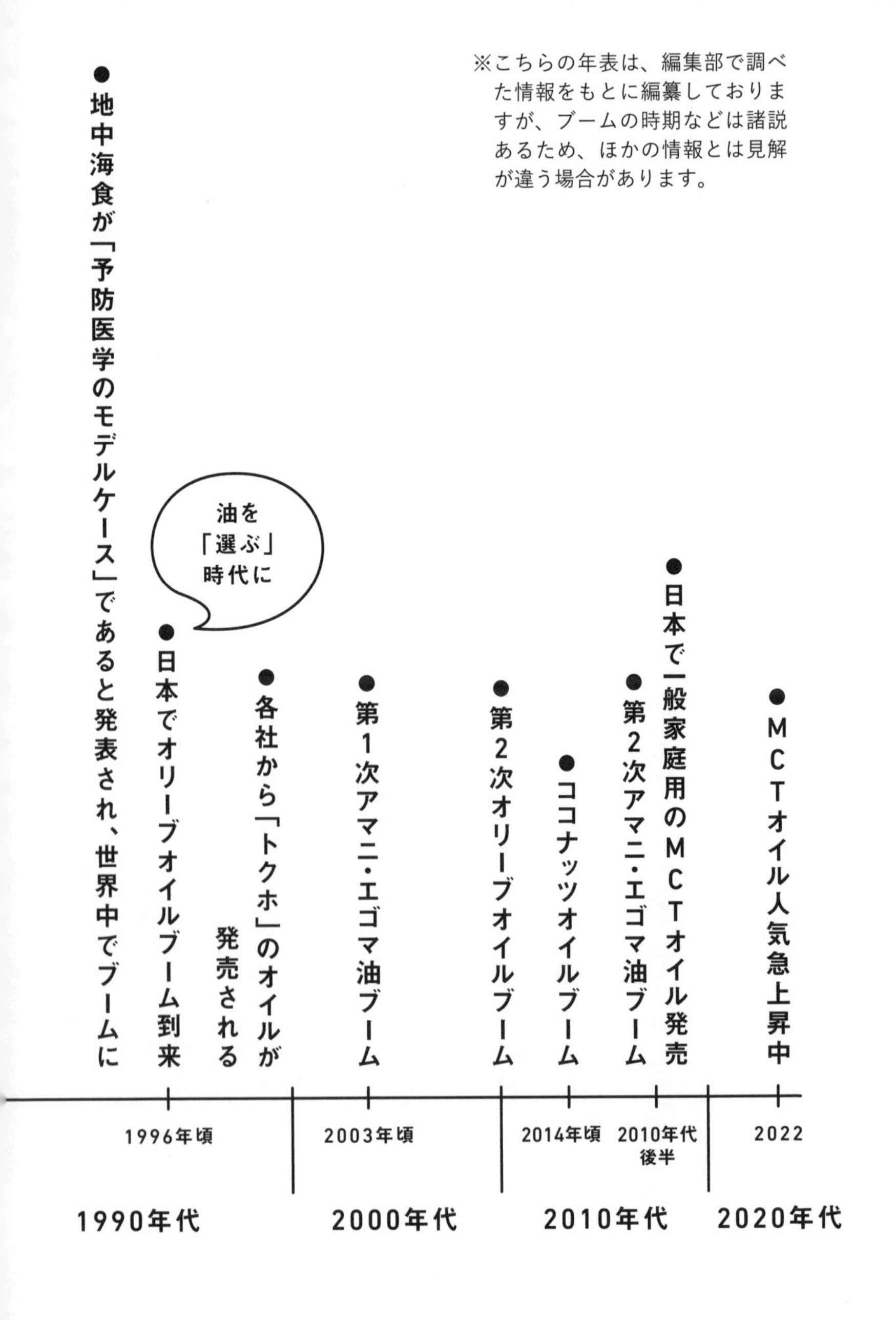
※こちらの年表は、編集部で調べた情報をもとに編纂しておりますが、ブームの時期などは諸説あるため、ほかの情報とは見解が違う場合があります。
●地中海食が「予防医学のモデルケース」であると発表され、世界中でブームに
油を「選ぶ」時代に
●日本でオリーブオイルブーム到来
●各社から「トクホ」のオイルが発売される
●第1次アマニ・エゴマ油ブーム
●第2次オリーブオイルブーム
●ココナッツオイルブーム
●第2次アマニ・エゴマ油ブーム
●日本で一般家庭用のMCTオイル発売
●MCTオイル人気急上昇中
1996年頃
2003年頃
2014年頃
2010年代後半
2022
1990年代
2000年代
2010年代
2020年代

「サプリ的オイル」が生まれるまでの歴史

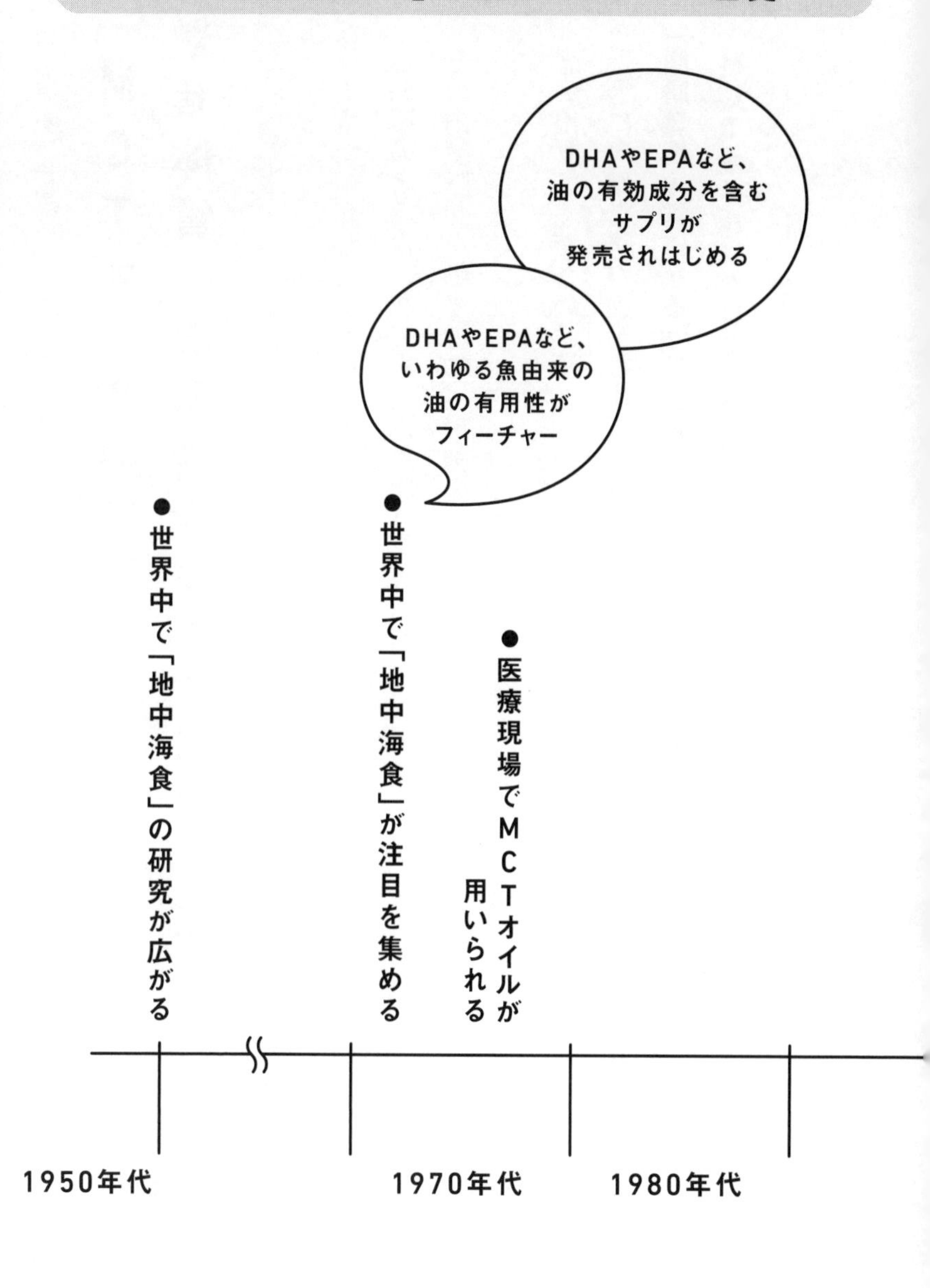

「ＭＣＴオイル生活」でやせ体質になる苦労がぐっとラクに

第1章で紹介したように、現代人にとって、お腹に蓄えておくだけで、体を蝕み続ける悪魔のような存在である内臓脂肪。

その内臓脂肪を倒すのに、最強の救世主となるのがＭＣＴオイルです。

思い出してください。

勝手に内臓脂肪が燃える体質になるために必要なことはなんだったでしょう。

「脂肪燃焼体質になる」ことと「血糖値を安定させる」ことでしたね。

ＭＣＴオイルはかけるだけで、この両方をかなえてくれます。

まずは、ＭＣＴオイルによって簡単に「脂肪燃焼体質になる」というところから説明していきます。

第1章でも紹介したハリウッドで流行った「ケトジェニックダイエット」。これは、糖質を極端に制限して、体内のエネルギー不足を起こすことによって、脂肪をケトン体に変えてエネルギーにする「脂質代謝」を呼び覚ますものです。

いうなれば、**糖質を摂らずに、脂質、タンパク質メインだった太古の食事に近づけて、眠っていた脂肪を燃やしてエネルギーにする代謝機能を呼び覚ます**といったものになります。

ところが、この「ケトジェニックダイエット」は極端なカロリー制限や糖質制限を行うため、心臓に負担がかかり、一歩間違うと心臓発作の危険性が高まるケースもあると指摘されました。

何より、糖質をほとんど摂らない過度な食事制限は、適度なタンパク質と十分な脂質を摂らないと体が飢餓状態になるため、しっかりした栄養の知識や、食事の管理が不可欠でした。

そのため、美意識の高いセレブやインフルエンサーたちは、「ケトジェニックダイエット」を行うときに、運動や栄養の専属トレーナーをつけて管理していた人も多かったと聞きます。

そんなこと、お金もかかりますし、なかなかできるものではありませんよね。

さらに、免疫力の低下や空腹によるイライラなど、日常生活への不自由を感じやすいため、一般の人が仕事をしながら長期的に続けるのは難しいのが現実。**結果的に糖質制限ダイエット＝リバウンドしやすいという研究結果**もあります。

そこで、ＭＣＴオイルです。

本来であれば、ケトン体はブドウ糖が不足すると、代わりのエネルギーとして肝臓で生産されますが、MCTオイルは分子構造が小さいため体内で素早く消化され、ケトン体を作りやすくすることができます。

さらにMCTオイルで太古の眠りから覚まされた脂質代謝の機能（脂肪燃焼回路）は、体内の脂肪を使って、どんどんとケトン体を作るようになります。

次ページに、MCTオイルとサラダ油を2週間小さじ1杯摂取することにより、体内でケトン体がどれだけ増えたのかを調べた研究結果を紹介しています。

MCTオイルを摂ると体内のケトン体濃度が増えていくのがよくわかると思います。

そして、前述したように、「ケトン体」によってミトコンドリアが活性化することによって、基礎代謝が上がっていくのです。

脂肪が減って基礎代謝が上がる。このダブルの効果によって、体は、勝手に脂肪が燃える体へと変身していきます。

MCTオイルを摂るとケトン体が増加する!

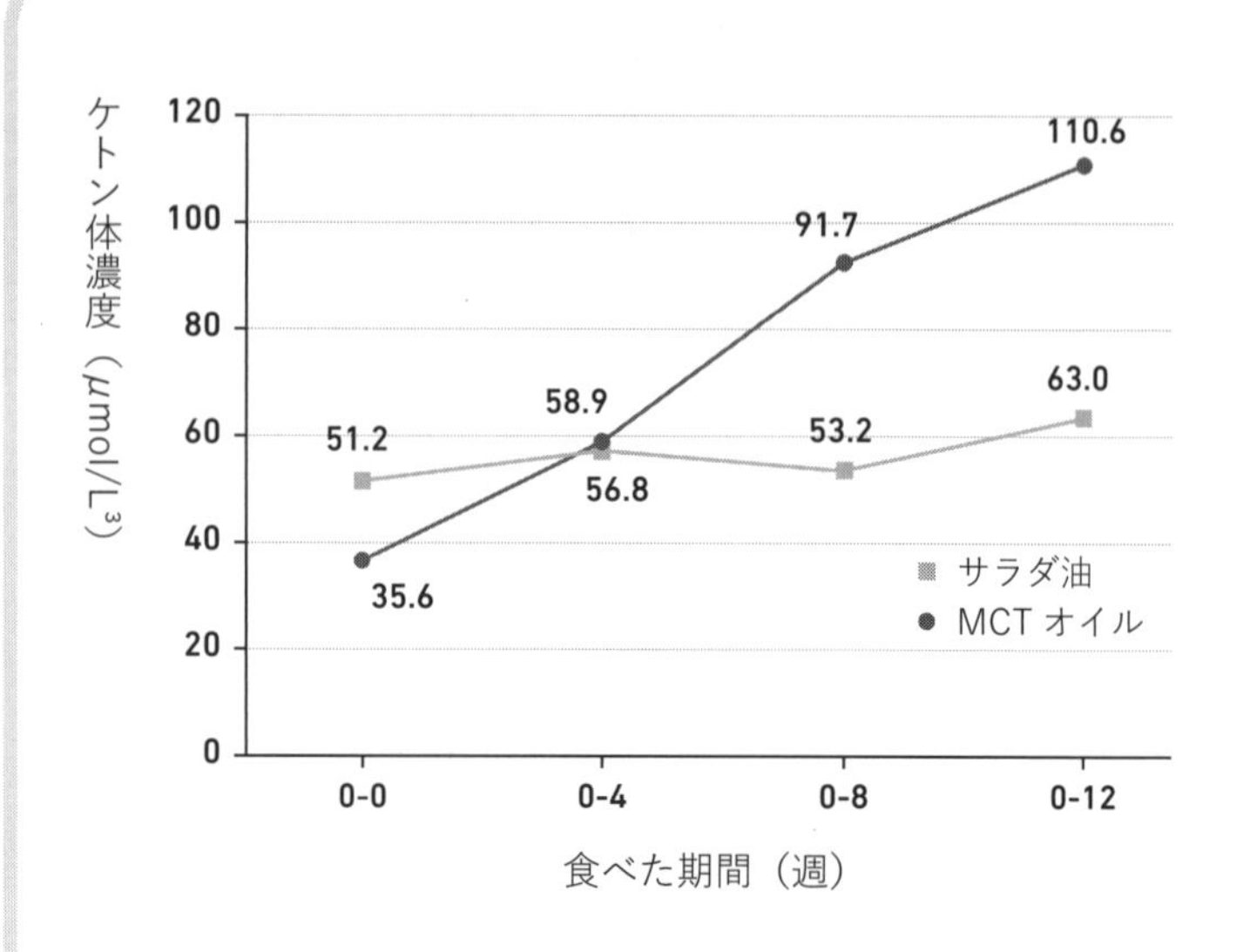

ケトン体が増加し、脂肪燃焼回路が作動すると…

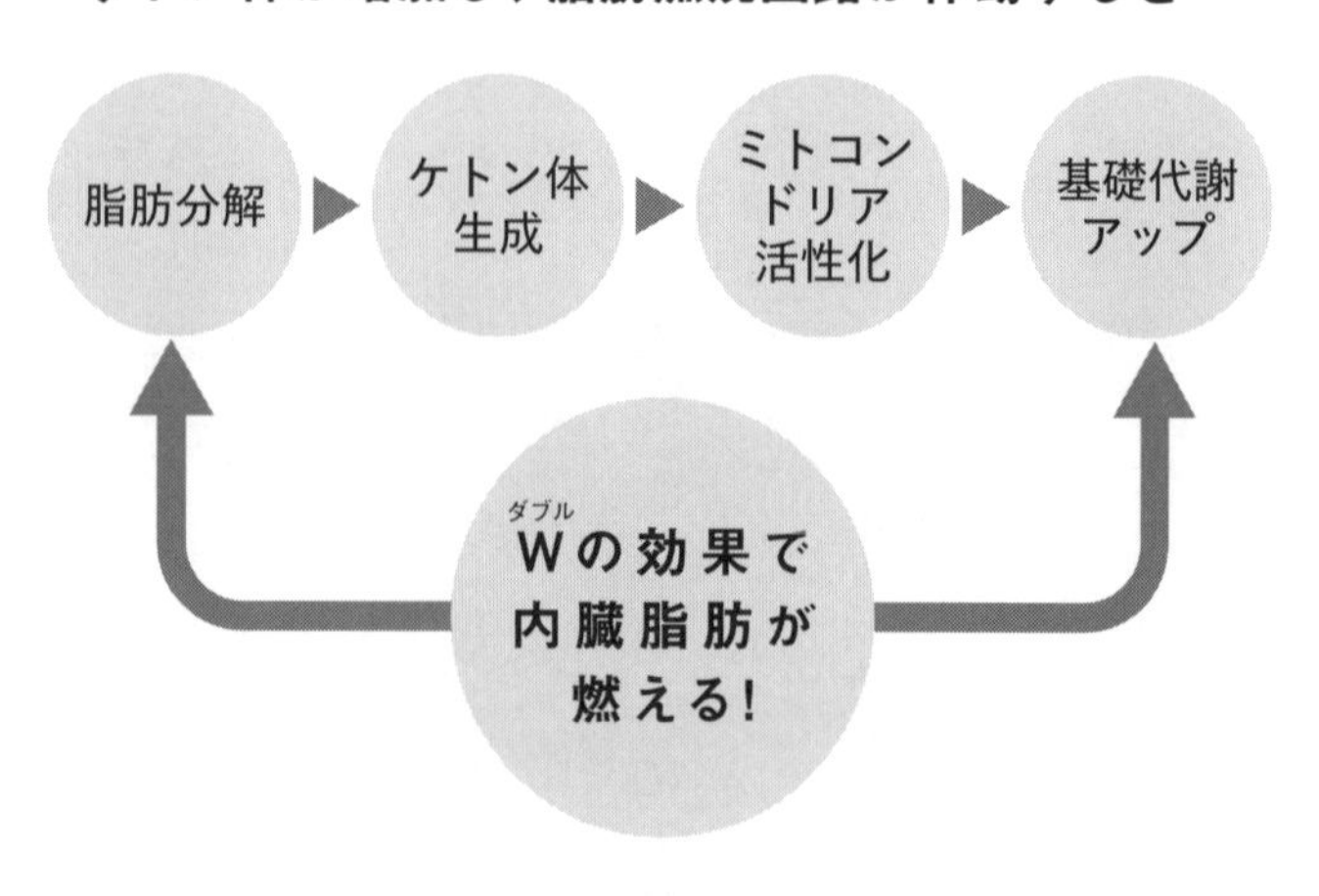

出典：J Nutr 2001; 131: 2853-2859

そして、「ケトジェニックダイエット」と違い、ケトン体を作り出すのに激しい糖質制限は必要ありません。

MCTオイルをかければ、糖質を適度に食べてもいいのです。

糖質をエネルギーにする機能（糖燃焼回路）と脂肪燃焼回路の両方が作動しているという状態になります。

代謝が上がることが関係するのか、糖質だけを摂ったときよりも、MCTオイルを一緒に食べた方が、糖質もエネルギーとして早く燃焼され、体脂肪になりにくいという研究結果もあります。

具体的なやり方は、次章でしっかりと説明しますが、基本的にはMCTオイルを摂るだけ。

それだけで、**ハリウッドセレブたちがお金と多くの苦労をして手に入れようとした、「脂肪燃焼体質」にラクに近づけてしまう**のです。

MCTオイルを摂ると、W（ダブル）で燃焼回路が回る!

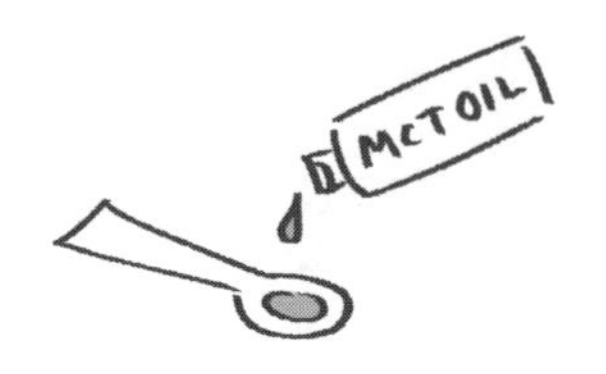

MCTオイルをかけた食事を摂ると
糖と脂肪両方の燃焼回路のスイッチON!

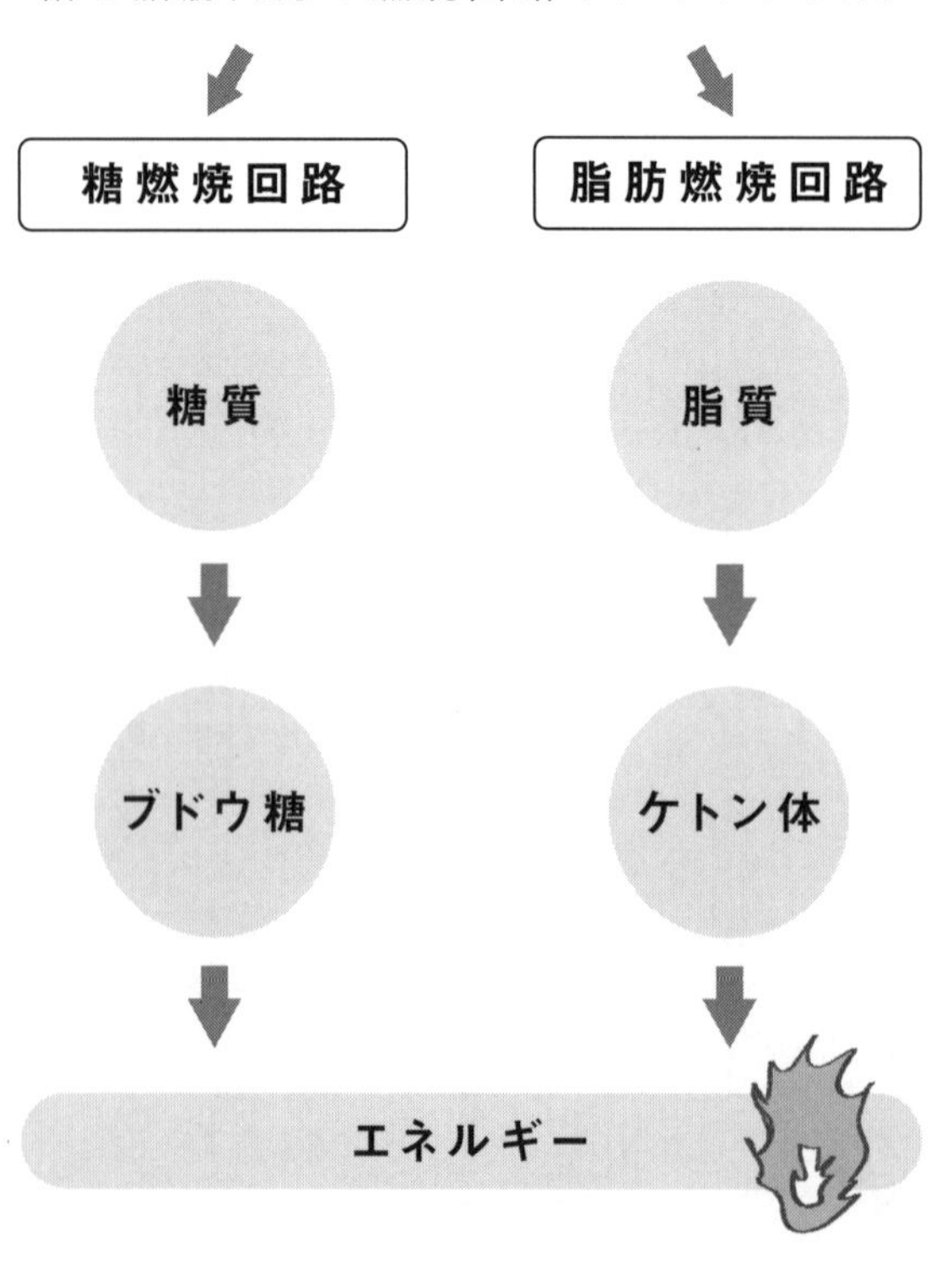

ＭＣＴオイルで血糖値も食欲も
ダイエットのイライラも落ち着く

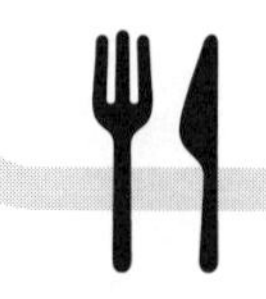

ＭＣＴオイルのすごいところは、脂肪燃焼体質になるだけではなく、「血糖値を安定させる」という効果もあることです。

それは、**ＭＣＴオイルが「インスリン抵抗性」を改善してくれる**からだと考えられています。

覚えていますか？　インスリン抵抗性とは、内臓脂肪が増えることによって、インスリンが糖を脳や筋肉に運ぶ「糖の宅急便」としての働きが悪くなり、血糖値がどんどん上昇してしまうことでした。

その機能が**ＭＣＴオイルによって改善されることによって、食後血糖値が上がるのをやわらげる効果が期待できる**のです。

満腹感がアップして、そのうえ持続する

今回、モニターさんからも、ＭＣＴオイルを摂取する「齋藤式満腹やせメソッド」を試してから「おやつのドカ食いがなくなった」「暴飲暴食が収まった」という声が多く聞かれました。

また、**ＭＣＴオイルを摂ると短時間でケトン体となりますが、このケトン体には、満腹中枢（まんぷくちゅうすう）を直接刺激し、食欲を抑える働き**があります。

実は冬眠中の動物が空腹でもグッスリ眠れるのは、このケトン体のおかげといわれるほどです。

読者モニターのみなさんの食欲が安定したのは、この食欲を抑える働きが大きいのではないかと考えられます。

空腹のイライラをシャットアウト！　脳もサポートするＭＣＴオイル

さらにＭＣＴオイルには、空腹によるイライラを防ぐことで、心を落ち着かせる効果も期待できます。

ダイエットにストレスは禁物です。

脳にストレスがかかっている状態にあると、脳はかえって糖分を欲しがるようにできています。

そのため、必ず食欲、糖質欲が爆発してしまいます。

ダイエットに成功するためには、「脳がイライラしない」「空腹感や食欲に苦しめられない」という、ストレスがかからない状態が必須なのです。

心を落ち着かせる働きをする物質に、セロトニンという脳内伝達物質があります。

ご飯や砂糖などの糖質を摂りすぎると、腸内の悪玉菌が増えたり炎症を起こしたりするなど、消化器官にも負担がかかります。

すると、この不調を治すために、消化器官で消費されるセロトニンの量が増えて、脳内のセロトニンが足りない状態に。

この状態が続くと、「イライラ」や「だるさ」などを引き起こします。

糖質依存から脂肪燃焼体質に変わると、消化器官のダメージが減ってきますので、相対的に脳のセロトニン量が増える効果が期待でき、心の安定につながります。

また、48ページでも触れましたが、脳が動くためのエネルギーは、以前はブドウ糖だけと思われていました。

しかし、脳はケトン体を使っても活動できることが、近年の研究でわかってきています。

MCTオイルを摂ると、短時間でケトン体が生成されます。

するとこの**ケトン体によって、脳のエネルギー不足を補うことができます。**セロトニン不足でイライラして弱っていた脳の働きを、ケトン体によってサポートできるのです。

さらに、ケトン体は、ミトコンドリアを活性化させることも、第1章でご紹介しましたね。

実は**不安やイライラは、脳のミトコンドリア機能の低下と関連している**という報告もあります。

ミトコンドリアを活性化させるケトン体を生み出してくれるMCTオイルなら、ダイレクトに脳の不安を鎮めてくれる働きも期待できるということです。

空腹感を感じさせずに、イライラやストレスに強い脳に導いてくれるMCTオイル。ダイエット成功・内臓脂肪を減らすための、最強のアイテムともいえるのではないでしょうか。

簡単に糖質オフが可能な「満腹フード」とは

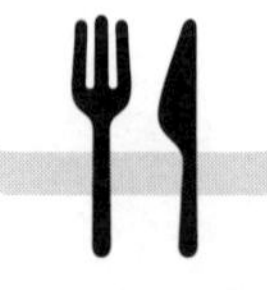

さて、ここからは「齋藤式満腹やせメソッド」の2つめ。「満腹フードでラクラク糖質オフ」について、お話ししていきます。

先ほど、MCTオイルを摂れば、脂肪燃焼回路も糖燃焼回路も両方活動するようになって、脂肪が落ちてケトン体が大量に発生して、代謝も上がると言いました。

では、**MCTオイルを摂りさえすれば、糖質をいくらでも食べていいのか、といえばそうではありません。**

糖質はエネルギーに変わりやすくなるとはいえ、大量に摂れば、インスリンによって、脂肪へと蓄えられます。

つまり、糖質によって、脂肪はどんどん蓄えられ、その脂肪を脂肪燃焼回路が燃やしていくという状態になります。

例えるのであれば、浴槽（よくそう）に、水を入れながら栓（せん）を抜いている状態です。

これだと、いつまでたっても水の量（糖質によって蓄えられる脂肪の量）は減りませんし、その量が多ければ、栓からいくら流れていったとしても、水の量が増えるということすら考えられます。

逆に、入ってくる水の量が少なければ、それだけどんどん水はなくなっていきます。

ですが、極端な糖質制限は、辛いので続かないですし、前述したように健康を損ねるので、できるだけ避けたほうがよいでしょう。

続けるためには、また健康を損ねないためには、いかにしてラクに、できるだけ糖質を摂らないようにするかということが大切です。

食べる食材の糖質量をいちいち量って、できるだけ抑える。というのは、面倒くさいと思います。

ではどうすればいいか。**砂糖たっぷりの甘いお菓子を除いて、1日の食事の中で、一番糖質が高いのが、ご飯やパンといった主食**です。

この主食の量を減らすのが手っ取り早く、簡単に糖質を減らせる手段です。

朝も昼もできるだけ減らすほうがよいのですが、特に減らしやすいのが、夜です。

夜であればそこまで活動量が多くなく、エネルギーも必要ないので、主食を抜いてもエネルギー不足でイライラするなどの悪影響が少なくなります。

ですが、最初の頃は、たとえ夜であろうと、なかなか主食を減らすことが難しいという方も少なくないのではないでしょうか。

そこで、考えたのが、**満足感を覚えながらも糖質をオフできる「満腹フード」**です。

「満腹フード」には、大きく分けて2つの方法があります。

1つは「かさ増し」、そしてもう1つは「置き換え」です。
読んで字のごとく、ご飯やパンの量を減らした分、別の低糖質な食材で量を「かさ増し」して、満足感を得る方法と、主食を、別の満腹感を覚えやすい食材に「置き換える」というものです。

おすすめのかさ増しフード「満腹豆腐ご飯」「ラク鳥ひき肉ご飯」は、次ページに作り方を紹介しますので、ぜひ試してください。

1合分炊いて、それを3〜4回分に小分けにし、余ったものは冷凍保存できるので、作り置きすることも可能。**大よそ4割の糖質カット**になります。

ほかのかさ増し方法としては、お茶漬けにするというのもよいでしょう。
ご飯がお茶を吸い込むことで、かさが増します。
ただし、お茶漬けにすると、あまり噛（か）まずに飲み込んでしまいがち。それだと、満腹感を覚えにくくなるので、忘れずによく噛んでください。

かさ増しフードの作り方

満腹豆腐ご飯

材料

お米…1合
木綿豆腐…1丁（300g）

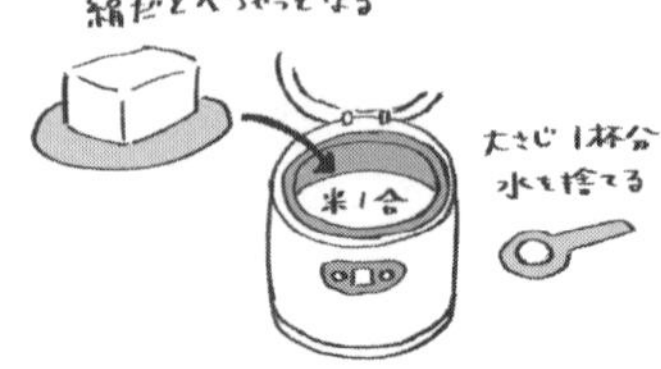

ポイントは木綿！
絹だとべちゃっとなる
米1合
大さじ1杯分
水を捨てる

作り方

1 お米を洗い、水（分量外）を
メモリ1合分まで入れる。

2 大さじ1杯分の水を捨てる。

3 木綿豆腐をそのまま炊飯器に入れ、
通常通りに炊飯する。

4 炊き上がったら、しゃもじで
豆腐とお米を混ぜ合わせる。

ラク鶏ひき肉ご飯

材料

お米…1合
鶏ひき肉…200g

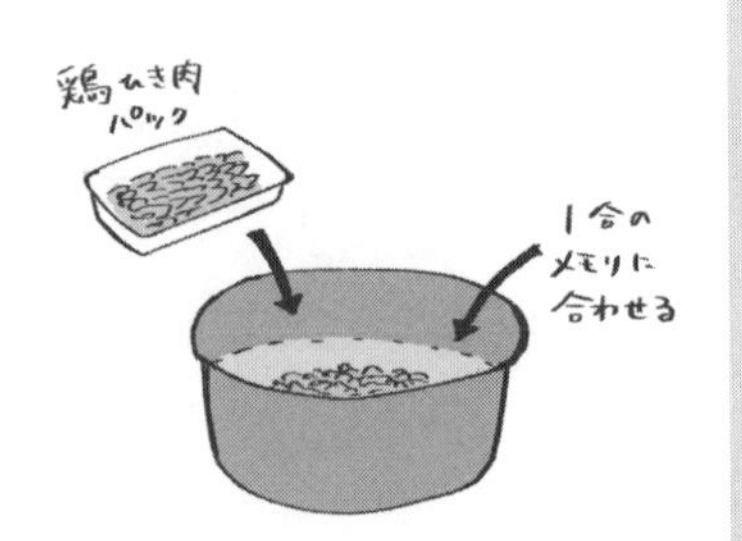

鶏ひき肉
パック
1合の
メモリに
合わせる

作り方

1 お米を洗い、水（分量外）を
メモリ1合分まで入れる。

2 鶏ひき肉を炊飯器に入れ、
通常通りに炊飯する。

3 炊き上がったら、しゃもじで
鶏ひき肉とお米を混ぜ合わせる。

満足感を覚えられる食材とは

置き換えの食材としては、バナナとサラダチキン、そして玄米がおすすめです。

バナナは、糖質が多そうなイメージがあるかもしれませんが、ご飯と比べると、100gごとに4割も糖質を減らすことが可能。ご飯はちょっと多めの中盛だと150g、バナナ1本が100gなので、置き換えると、糖質は6割減になります。

また、食物繊維や食物繊維と同じ働きをするレジスタントスターチも豊富です。あとで説明しますが、食物繊維を多く摂ると、食後血糖値が上がりにくくなります。

レジスタントスターチは、バナナが成熟すると、含有量が減るといわれているので、熟しすぎたものを選ぶと、食後血糖値が上がりにくくなるというせっかくの効果が少なくなる可能性があります。

そのため、**できるだけ、まだ茎や先端部分に緑色が残っているものを選ぶ**とよいでしょう。

バナナはほどよい甘さがあるので、満腹感も満足感も高い食べ物。ぜひ一度置き換えを試してみてください。

玄米は、糖質量は白米とさほど変わらないのですが、食物繊維量が6倍もあるため、白米よりは、食後血糖値が上がりにくいという特徴があります。

玄米というと、水に漬ける時間を長くしなければならないなど、いろいろと下準備が面倒くさいと思われる方もいらっしゃるかもしれませんが、最近は、**白米のように手軽に炊ける玄米もあります。**

ただ、食べ慣れないと続かない可能性があるので、**最初は、白米と玄米を半分ずつ入れて炊いたご飯を食べて味を慣らしながら、徐々に玄米の割合を増やしていくとよい**でしょう。

ちなみに、パンでしたら普通の白い食パンよりライ麦パンがおすすめです。

さらに、ソーセージやハンバーグといった、おかずを1/2にカットした食パンで挟む**「おかず食パン」にすることで、パン食でも糖質をカットすることができます。**

パスタであれば全粒粉(ぜんりゅうふん)のパスタ、うどんよりもソバといったように、**基本的に炭水化物は、茶色いほうが食後血糖値は上がりにくい**といわれています。

サラダチキンは、「糖質ゼロ」をうたっているものもありますし、食べ応えがあり、満腹感が高いのも特徴です。

高タンパク質というのも◎。**タンパク質を豊富に摂取すると、CCK(コレシストキニン)という満腹感を覚えるホルモンが十二指腸や小腸から分泌される**ため、食欲を抑えられるという効果もあります。

ぜひ、ご自身の好きな「満腹フード」を、1食でも多く主食に置き換えて、糖質オフを実現してみてください。

満足感を覚えられるおすすめ食材

玄米と白米を
1:1 で混ぜ合わせた

玄米ハーフご飯

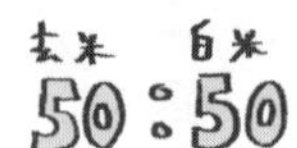

玄米は食物繊維量が白米の 6 倍！

バナナ

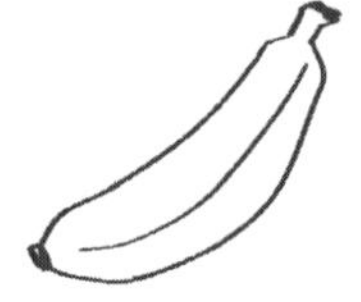

食物繊維やレジスタントスターチがたっぷり！食後血糖値が上がりにくい。

サラダチキン

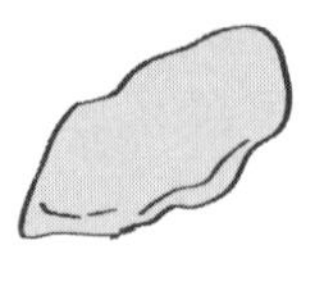

満腹感を覚えるホルモンが出て、食欲を抑えてくれる。

おかず食パン

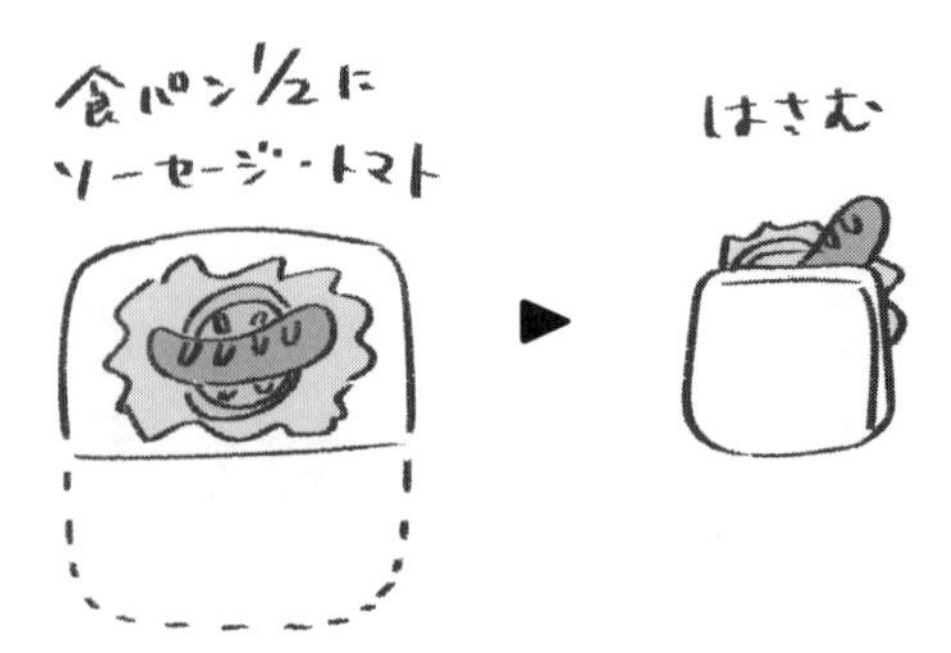

ソーセージ、ハンバーグ、ベーコン、トマトなどのおかずを挟むことで食パンが 1/2 でも満足感◎。ライ麦パンを使うのがおすすめ。

「間食」は、「戦略的に摂る」ことで、血糖値の安定に役立つ

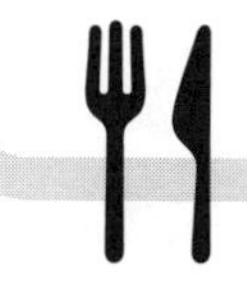

さて、「齋藤式満腹やせメソッド」の3つめ、最後のメソッド「戦略的間食術」について説明していきます。

「間食＝太る」と思っている人は多いと思います。……あなたも、ではありませんか？

実はこれ、そうとは言い切れないと、さまざまな研究からわかってきています。

とはいえもちろん、何でも好きなだけ食べてよいというわけではありません。

間食は「戦略的に」賢く摂ることで、「太りにくい体」を作ることができるのです。

第1章でも話しましたが、食事を摂らない時間が長いと、血糖値がどんどんと下がってしまい、体がエネルギー不足になってしまいます。

その状態で食事をしてしまうと、食後血糖値が急激に上がってしまい、インスリンが脂肪を溜め込むということになってしまいます。

そうならないためにも、あえて戦略的に間食を食べて、ちょっと血糖値を上げておくことが必要です。

「戦略的間食術」のポイントは、「いつ」「何を」「どれくらい」食べたらよいのかということです。

では、それぞれ見ていきましょう。

――いつ食べるとよいのか?

間食は、食後3~4時間後に摂るのがベスト。このあたりで、エネルギー源となる糖が体内で少なくなり、血糖値が下がった状態になります。

ここで間食を摂ると、エネルギーと栄養補給ができ、血糖値をゆるやかに上昇させることができます。

昼食を午後0時に摂ったなら、間食は午後3~4時頃を目安にしてください。

ただし、できればここで一度に摂るのではなく、ちょこちょこ食べていくのが大事です。

食後3~4時間後に摂ったならば、そこからは、空腹を感じた瞬間に少量を食べていくと、血糖値も安定していきます。

――「何」を「どれぐらい」食べるとよいのか?

まず**おすすめしたいのは、私もいつも愛用している「齋藤流間食お味噌汁」**です。

作り方は、次ページにもあるように、非常に簡単です。

あえて、くず粉を入れて糖質を足すことで、血糖値を上げるようにしています。

私はいつも水筒に入れて持ち歩き、少しでも空腹感を覚えたら少量ずつ飲むようにしています。

医師も愛用！　齋藤流間食お味噌汁

材料

味噌…大さじ１杯
いりこだし（かつおだしでも可）…大さじ１杯
くず粉…大さじ１杯
お湯…200 ～ 300㎖（お好みの濃さで）

作り方

くず粉はあらかじめお湯（分量外）でといておけばダマになりにくい！

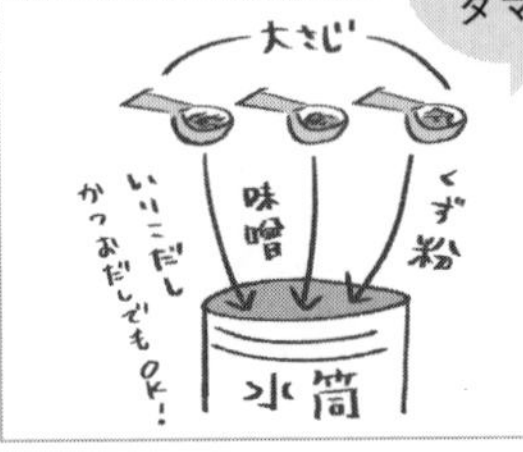

1 水筒にお湯以外のすべての材料を入れる。

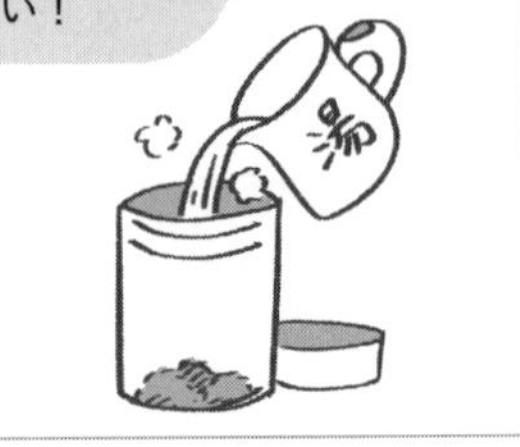

2 お湯を水筒に入れる。

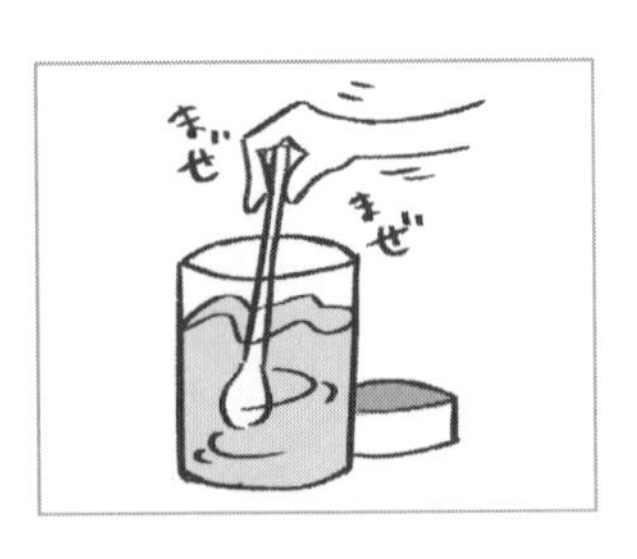

3 かき混ぜる。

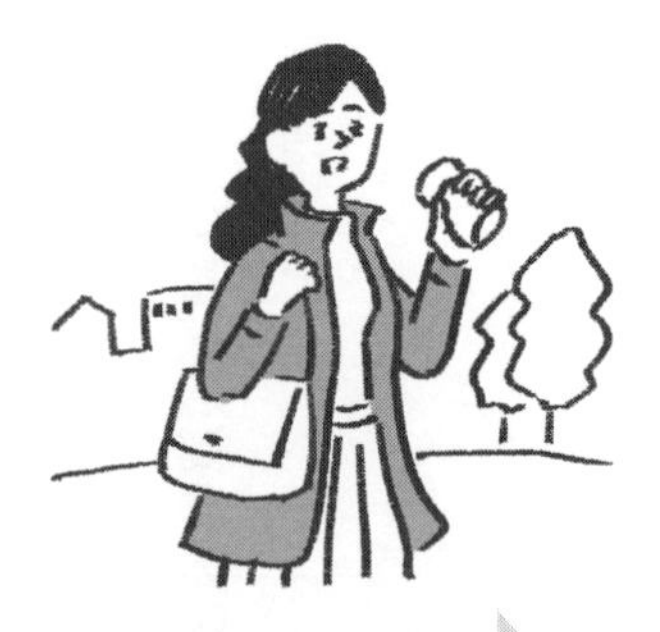

持ち運んでちょこちょこ飲むことで血糖値が安定！集中力もアップした「菩薩モード」に！

発酵食品である味噌によって腸内環境を整える効果が期待できるほか、貧血やめまい、頭痛などの予防になる鉄分やタンパク質なども摂れます。

作るのは簡単だけど、非常に健康的なスープです。

また、お鍋をしたときなどは、その残り汁を水筒に入れることもあります。

レトルトの味噌汁を飲むというのでもよいでしょう。

そのほか、次ページに**間食におすすめの食材ベスト5を私なりに選んでみました。**

2位の茎ワカメは食物繊維が豊富で、3位のミックスナッツは、代謝を促すといわれているビタミンB群が豊富です。

4位の高カカオチョコレートとは、カカオ分が70%以上のチョコレートのことで、食物繊維のほかに、老化防止効果が期待できるポリフェノールが多く含まれているのもうれしいところ。5位のバナナもおすすめです。

ぜひ、いろいろ試してみてお好みのものを見つけてください。

おすすめのやせる間食ベスト5

1位　スープ

齋藤流間食お味噌汁がおすすめ。鍋の残り汁も活用しても◎。ただしコーンスープなど、糖質の高いスープは避けてください。

2位　茎ワカメ

食物繊維が豊富！
1日の量は約15g程度を目安に摂る。

3位　ミックスナッツ

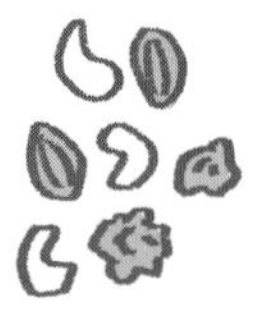

無塩タイプがおすすめ。
1日に手のひら1杯（約70g）程度まで。

4位　高カカオチョコレート

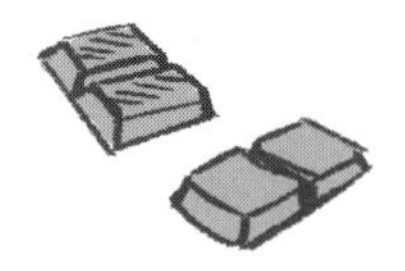

カカオ70％以上のものを選ぶ。
1日20～25gまでを目安に摂る。

5位　バナナ

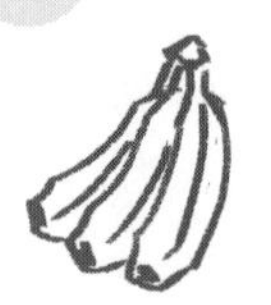

1本を1/5本ずつ程度、1日に何回か分けて食べる。

食後血糖値の急上昇から身を守るために、心がけたい3つのこと

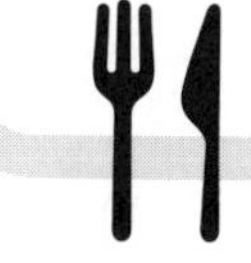

最後に、「齋藤式満腹やせメソッド」以外で、特に血糖値を安定させるために心がけたいことを3つ紹介して、この章を終わりたいと思います。

まず**1つめが「ベジファースト」**です。

食事をする際、あなたは何から食べはじめますか？

まずは、「ご飯やおかずから食べる」という方が多いのではないでしょうか。

学校給食を思い返しても、**三角食べ**（主食、主菜、副菜などを順番に均等に食べ進める方法）が推奨されていましたよね。

でも残念ながら、**「血糖値の上昇」という観点からは、おすすめできません。**

お子さんは、さまざまな栄養素をとったほうがいいということから「三角食べ」が推奨されていたのですが、大人は、**特に体重が気になる人は、1つひとつ順番に食べつくしていく「ベジファースト」がおすすめ**です。

食事の際は、まずサラダやおひたしといった野菜や汁物から食べはじめて、続いてタンパク質の摂れる肉や魚を食べ、最後にご飯や麺類など糖質を多く含むものを食べることで血糖値の上昇を防ぐというのが、ベジファーストの考え方です。

野菜に含まれている食物繊維は、胃腸内をゆっくり移動するので、糖の消化や吸収のスピードを遅らせ、血糖値の急激な上昇を抑えてくれる働きがあります。

キノコや海藻なども、食物繊維が豊富ですので、最初に食べてＯＫです。

逆に糖質の多いニンジンやレンコンなどの根菜や、カボチャ、トマト、イモ類は、タンパク質のおかずのあとに食べるようにしましょう。

食べ方を工夫するだけの「ベジファースト」なら、食事量をがまんするストレスがないので、楽しみながら続けられておすすめです。

よく噛むことも立派な運動！

やせるために、ウォーキングや筋トレ。できれば素晴らしいですが、なかなか続かないという方も、少なくないでしょう。

でも、**誰でも「ながら」で、やせるためにすぐできる運動**があります。

それが、「食後血糖値の急上昇から身を守るために心がけたいこと」の2つめ、よく噛むことです。

食後血糖値が上がりにくくなるといわれていますし、**よく噛むことで、脳が活発に働くようになり、満腹中枢を刺激するホルモンなどの量が増えるので、満腹感も覚えやすい**といわれています。

また、**よく噛むと、食べたものが腸内で消化しやすい形になり、栄養の吸収率が上がります。**

よくいわれるのは、1口30回噛みましょうというものだと思います。ですが、数えながら食べるのも味気ないですし、ハードルが高く、続かない可能性があります。

数は数えなくてもいいので、飲み込む前に、プラスしてなん噛みか回数を増やしてみてはいかがでしょうか。

「これも運動」と思えば、達成したときに、少なからず満足感が覚えられるのではないかと思います。

1口ごとに数回でも多く噛むように意識すれば、結構、噛む回数も増えていきますし、やるチャンスは少なくとも1日に3回はあるので、まったくやらずに忘れてしまったということは少ないのではないでしょうか。

3つめは「高GI食品」に気をつけようというものです。

GI値とは、食後血糖値の上昇度を示す指標のことです。

オーストラリアのシドニー大学では、GI値が70以上の食品を「高GI食品」、56～69の食品を「中GI食品」、55以下の食品を「低GI食品」と定義しています。

つまり、GI値の高い食品を多く食べれば、食後血糖値が高くなり、太りやすくなる可能性があるということです。

ここでは、意外とGI値が高いといわれているものをいくつか紹介していきます。

野菜の中でもGI値が高いといわれているのが、ジャガイモやカボチャ、トウモロコシです。

また**果物の中では、スイカやメロンが高い**といわれています。

まったく食べるなというわけではないですが、血糖値が上がりやすい空腹時などに食べるのは、できるだけ避けたほうがいいのではないでしょうか。

「戦略的間食術」のところでも話しましたが、砂糖がたっぷり使われているものも、ＧＩ値が高いことが予想されるので、気をつけてください。

また、**米や小麦で作ったおせんべいやクッキーなどもＧＩ値が高い**です。

ちなみに、「戦略的間食術」でおすすめしている食材は、低ＧＩであるということを考えて選んでいます。

また、好みもあるので、高いものを食べろというわけではありませんが、おすすめ間食の第4位**「高カカオチョコレート」は、カカオ分のパーセンテージが高いものほど、ＧＩ値は低くなる傾向**にあるようです。

ただ注意しておいてほしいのが、低ＧＩ食品と言われているものであれば、どれだけ食べてもいいというわけではありません。

あくまで、血糖値が上がりにくいというだけなので、低ＧＩ食品のものであっても大量に食べることは避けたほうがいいでしょう。

第3章

「MCTオイル生活」で楽しんでやせる方法

いろいろな料理にかけて「MCTオイル生活」を楽しむ

前章で紹介した「齋藤式満腹やせ食事術」のカギともいえる、MCTオイルを使った「MCTオイル生活」。

この章では、**楽しく、MCTオイルを摂ってそのやせ効果を100%引き出すための方法**をお教えします。

まだ、MCTオイルに馴染(なじ)みがない方もいらっしゃると思いますし、もう使っているという方も、いろいろ試した中で、やりやすかったり、効果が実感できたりする方法をお教えしますので、ぜひ参考にしてください。

まず、**一番簡単な方法は、いろいろな料理にかける「かけオイル」**です。

ＭＣＴオイルはクセがほとんどなく、無味無臭でどんな料理にもよく合います。独特のニオイがしそう、好きなお料理やおやつの味が変わっちゃうんじゃない？　油についての悪いイメージが消えずそんな風にも思う方がいらっしゃるのも仕方ないのではないでしょうか。

「良薬口に苦し」さながらのそんなイメージは、ＭＣＴオイルには無縁。

基本的には、香り、匂いはほぼなく、味もほとんど感じない、「すべてが透明な油」こそが、ＭＣＴオイル。和洋中、どんなお料理にかけても、「えっ、本当に入ってる？」と感じるぐらい、味を邪魔しなかったという感想が多くの方から聞かれます。

オイルというと、スープやサラダ、パスタという洋風なものに合うイメージがあるかもしれませんが、お味噌汁やご飯などにも非常によく合います。

コーヒーや紅茶などのドリンク、ヨーグルトや果物などのデザートにかけても違和感なく摂れるはずです。

また、無味といいましたが、かけることによってオイルのコクが加わり、**おいしさがひと段階レベルアップしているようにも感じる人も多くいる**ようです。

オイルをかけるとなると脂っこくてしつこくなるのではないかと思われる方もいらっしゃるかもしれませんが、非常にさっぱりとしてきれのいいコクなので、老若男女問わず楽しめると思います。

「どんな料理にかけても合う」と言いましたが、料理にかけるのを待ってほしいのが、うどん、ソバといったもの。つゆや麺にそのままMCTオイルをかけてしまうと、入れた分を摂取するために、つゆをすべて飲まなくてはいけません。

塩分が高いものが多いので、医師としておすすめはできません。

もし、そのようなものを食べるときにMCTオイルを摂取するならば、食事の最初ではなく(理由は後述)**麺をしばらくすすったのちに、れんげやスプーンなどにMCTオイルを入れて、飲むのがよい**でしょう。

小さじ1／2、ちょっとの量でOK

もう1つ注意点としては、最初はちょっとの量からスタートしてください。

MCTオイルは腸内環境にもダイレクトに働きかけます。

そのため、BMIが高めで、今まで糖質を多く摂ってきた方や脂質のエネルギー代謝がしにくい体質の方は、お腹が少々ゆるくなることもあるので要注意です。

まずは、そのような**症状がみられずに、さらに脂肪燃焼効果も出たというデータがある、1日小さじ1／2からはじめてみるとよい**でしょう。

そこから体調を見ながら、1週間後に小さじ1／2を2回、3回と増やしていってください。

内臓脂肪を燃やす効果を高める場合、**小さじ1／2の量を1日3回**とれるようになるとよいでしょう。

ちなみに、冒頭で紹介した体験者は、健康状態に配慮しながらこの量を摂ってもらっています。

そして、1週間ぐらいそれを続けてみて、何も異常がないようでしたら、**1回の量を小さじ1に増やし、徐々に量を増やしながら、1回の量を大さじ1までなら増やしてもよい**と思います。

注意しておきたいのが、**たくさんかければそれだけ効果が出るわけではない**ということです。

ちなみに、カロリーに換算すると1gで9kcalあります。

カロリーを摂る＝太るというわけでは必ずしもありませんが、大量に摂取するのは避けたほうがよいでしょう。

たとえ少量でも、摂った後、体がポカポカしてきて、代謝が上がっているのを実感できると思います。

あせらずに、体調を鑑みながら、楽しんでトライしください。

ＭＣＴオイルの素晴らしいところは、**さまざまな健康効果を示す研究結果が論文で出ているうえに、ネガティブな論文を見かけない**ところ。

そのため、私も安心してすすめられるのですが、先ほど説明した、慣れるまでにお腹がゆるくなることがあることと、空腹時の摂取を控えるところだけ要注意。

ＭＣＴオイルに限らず、油は胃腸に負担をかけやすい食品です。

空腹時に摂取すると、胃腸が刺激され不快感を覚えることも。

先ほど、うどん、ソバを食べるときの摂取方法を紹介するときに、麺を食べてからＭＣＴオイルを摂ると言ったのは、そのためです。

空腹時は、少し何かを口にしてからＭＣＴオイルを摂るといいでしょう。

そのほか健康面以外の注意点を2つほど紹介しておきます。

●ホットコーヒーや温かいお料理はOK、でも高温すぎるものにはご注意を

MCTオイルは発煙点が低いため、一般的な食用油の代わりとして、炒める・揚げるなどの加熱調理に使ってしまうと煙が出てしまいます。

ただ、炊飯やケーキなどの生地に練り込んで使用することはできます。

調理したものの仕上げに「かける」「混ぜる」のがおすすめです。

●入れる容器には気をつけて

カップラーメンやコーヒーなどによく使われている**ポリスチレン製の容器、フタなどにかけると、容器やフタにヒビが入ったり割れたりということがある**ようです。

以上の注意点を守ることで、楽しく「MCTオイル生活」が送れるでしょう。

MCTオイルは、いつ摂れば最も効果を発揮するのか

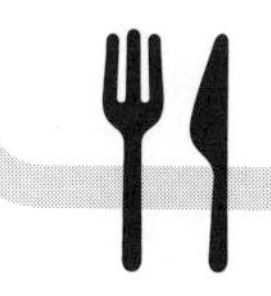

「慣れたら毎食MCTオイルを摂取してほしい」と言いましたが、**特に忘れないで摂取してもらいたいのが、朝と昼**です。

なぜなら、エネルギーを多く消費する時間帯だからです。

MCTオイルを摂取することで、**脂肪燃焼回路で生まれたエネルギーが有効活用できるので、パフォーマンスもぐっと上がる**ことでしょう。

また、もしできることなら「ちょいがけオイル生活」をぜひ試してほしいのです。

それは、間食も含め、自分がお腹を壊さない量を、ちょくちょくかけて食べるという方法です。

ＭＣＴオイル効果が期待できるのは、体内で消化されてしまうまでの約3時間〜最大10時間までといわれています。

ずっと続くわけではないので、こまめに摂ったほうが、効果が長続きするというわけです。

やり方は、1日3回の食事に「間食」をはさみ、ＭＣＴオイルをかけるだけ。例えばコーヒーや豆乳といったドリンクを飲むときや、**小腹が空いた時のナッツ、ヨーグルトなど低糖質のおやつにもこまめにちょいちょいかけちゃいましょう。**

ただし、「間食」でドリンクに入れる場合は、お腹を壊さないためにも、第2章の「戦略的間食術」で紹介したような間食を摂ってから飲むようにしてください。

自分のお腹の調子が悪くならない量で、なおかつ、**全体的な摂取量が大さじ3以下であるならば、1日何度「かけオイル」してもＯＫ**です。

ランチ外食の「食べすぎ」を防ぐための方法とは

これまで述べてきたように、糖質を少しでも減らすことが、脂肪燃焼回路によって内臓脂肪を減らすことにつながります。

しかし外食、特に休憩時間内に済ませなければならないランチで、糖質を制限するのは難しいかもしれません。

そこで、ぜひ**MCTオイルを持ち歩くことをおすすめ**します。

第2章で紹介したように、**糖質だけを摂ったときよりも、MCTオイルを一緒に食べた方が、糖質もエネルギーとして早く燃焼され、体脂肪になりにくいという研究結果**もあります。

また、ランチで糖質を制限するのは難しいと言いましたが、過剰摂取を抑えることはできます。

「大盛無料という言葉を見ると心躍るんですよね。ついつい『大盛で』って言っちゃうんですよ。ダイエットしてるときでも、無料なんだから大盛にしないと損している気がして……」

これは、この書籍の担当編集者に初めて会ったときに告白されたことです。

もしかしたら、共感された方もいらっしゃるかもしれません。

ひとこと言いたいのは、**大盛無料と言っても、実は無料ではありません。**

大盛にすることでついてしまった脂肪が原因で病気になってかかるお金、またダイエットをするための時間的、金銭的コストを考えれば、逆に結構なコストが将来にかかる可能性が高いのです。

大盛は無料ではなく、借金をしているぐらいの気持ちでいてほしいのです。

しかし大盛にしないと、お腹が減っちゃいそうで不安かもしれません。

そこで、ＭＣＴオイルです。**大盛にせずに並盛にして、ＭＣＴオイルをかけてみて**ください。

ＭＣＴオイルは、胃腸の中で留まる時間が長いため「腹持ち」のよさは、多くの愛用者に認められています

実際に、スウェーデンで肥満体形の女性を対象とした実験で、**カロリー制限とＭＣＴオイルの摂取を同時に行ったところ「空腹感が減り体重の減少率が増加した」**というデータが出ています。

さらにこの研究では、ＭＣＴオイルと、一般的な食用油（長鎖脂肪酸）を含む食事を食べてもらい、食事前後の空腹感を5分、10分、40分、１２０分経ってから比較した

ところ、どの時間帯においても、**ＭＣＴオイルの方が空腹感を覚えにくいという結果**が出ました。

食事の量を減らしても十分満足できると思いますし、もし途中で空腹を感じたのであれば、空腹感を紛らわせるうえに、ダイエット効果の一石二鳥が得られる「戦略的間食術」をぜひ試してみてください。

最強のランチは手作り弁当

外食ではなく、ランチに手作りのお弁当という方もいることでしょう。

私は、**お弁当の方こそＭＣＴオイルを一緒に持っていってほしい**と思います。

手作り弁当でやせるコツは、炭水化物をあまり多くしないとともに、ご飯を温めないことです。

冷えたご飯は、温かいご飯に比べて、食後血糖値の上昇を緩やかにするレジスタントスターチの量が増えるという性質があります。

そのため冷めたものを食べるほうが、やせるためにはよいといえます。

でも、冷えたご飯はなんだか味気なく感じられます。

そこでMCTオイルです。

時間が経って少しパサついたお米がしっとりして、おいしさが格段にアップするので、非常におすすめです。

ぜひ、お弁当のおともにもMCTオイルを利用してみてください。

MCTオイルを持ち歩くと書きましたが、どうやって持ち歩けばよいでしょうか。

最近では、持ち運べるように1回使用分ごとに小分けパウチになっているものもありますが、ボトルのものに比べて、若干割高なような気がしています。

小さいボトルもありますので、それを持ち運ぶのもよいのですが、もっとコンパクトに運べる方法があります。

齋藤式「マイMCTオイル」の作り方

使うのは、**お店で買うお弁当などに入っている魚の形をした醤油が入っている容器**、正式名称「ランチャーム」です。

こちら、100円均一ショップなどでも購入できます。

大きさはいろいろあるので、持ち運びたい量よりも少し大きめのものがよいでしょう。

もう1つ用意するのが、大さじ、または小さじの計量スプーン。

これで用意するものは終了です。

まず、計量スプーンにMCTオイルを入れ、ランチャームの栓を開け、口をオイルにつけた状態で、指でぎゅっと潰します。

次に**ゆっくりと潰している指の力を緩めると、ランチャームが膨らむと同時に、MCTオイルが中にどんどんと入っていきます。**

あとは、栓をして完了。

携帯用の「マイMCTオイル」の出来上がりです。

これを、小袋に入れてかばんに入れるのもよし、お弁当の中に入れるのもよし。

持ち運んで、ランチなどの外食、間食のときなどにかけるとよいでしょう。

計量スプーンに残ったものは、そのまま朝ご飯にかけて使用してください。

朝ご飯の準備中のひと手間でできる携帯用のマイMCTオイル。

ぜひ一度試してみてください。

「醤油さし」を使う!? 超簡単MCTオイルの持ち歩き方

用意するもの

醤油さし（以下、ランチャーム）
大さじ、または小さじの計量スプーン
MCT オイル

やり方

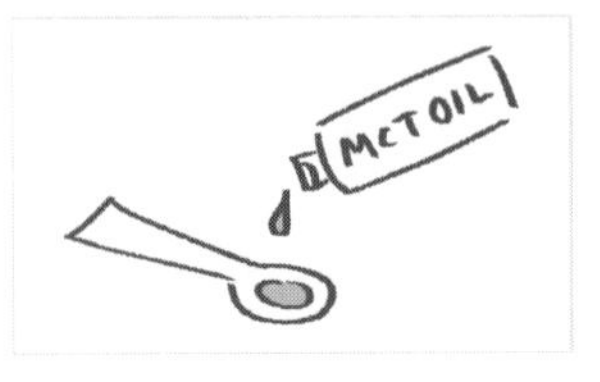

1 計量スプーンにＭＣＴオイルを入れる。

指で
押す!

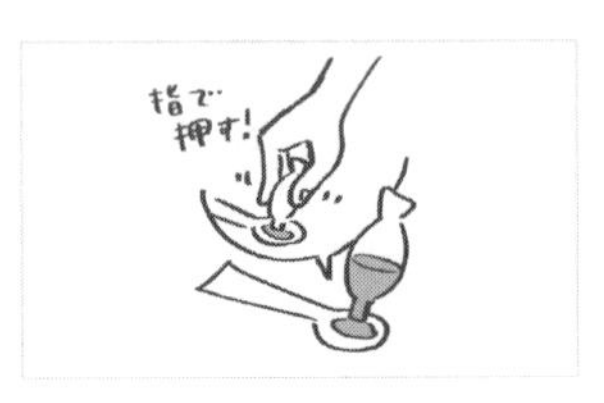

2 ランチャームの栓を開け、口をオイルにつけた状態で、ランチャーム指でぎゅっと潰す。

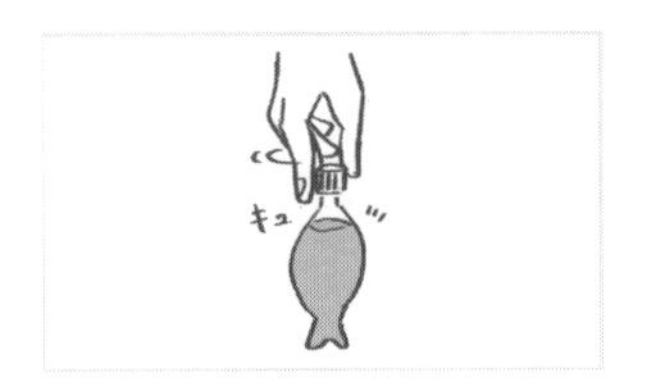

3 栓をする。

残りは
朝ごはんにかける

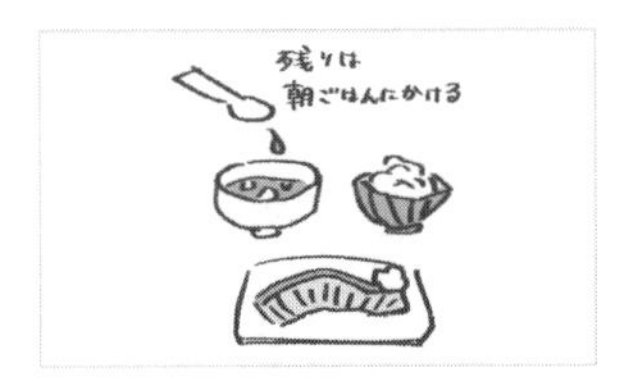

4 計量スプーンの残りは朝食にかける。

こうやって持ち運ぶ!※

お弁当に
入れたり

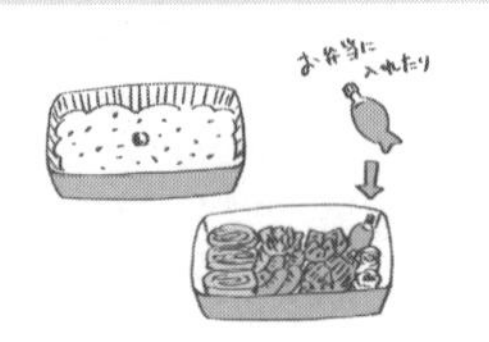

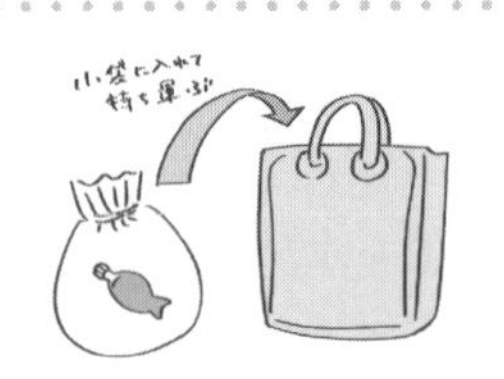

※【要注意】ポリスチレン製のランチャームやお弁当の容器を使用することは、避けてください。

暴飲暴食をしてしまった翌日は、MCTオイル鍋が鉄板！

MCTオイルのすばらしさ、わかってきましたか？

「でも、オイルの力も借りたのに、またドカ食いや飲みすぎをしてしまった……そんなときにできることはないの？」という声もよく聞きます。

そんなときのお助けになる、MCTオイルの活用法も覚えておきましょう。

「暴飲暴食」をしてしまった日は糖質を過剰摂取し、胃腸や内臓に負担をかけた状態ですから、翌日は内臓を休ませてあげるのが肝心。

プチ断食するのもいいですし、内臓に負担がかからないよう、とにかく消化しやすいものを食べるといいですね。

例えばお肉を食べるなら、ステーキ（肉の塊）よりは肉団子（ひき肉）にするなど、消化にかける労力をできるだけ減らすよう心がけたいもの。

私も普段から活用しているおすすめリセット食は、「鍋料理」です。

体も温まるし、煮汁に栄養が溶け込んでいて、消化吸収もしやすい。

そして、基本的には低糖質です。

さらに**食べる途中で、つけ汁にＭＣＴオイルをかければ完璧**です。

〆の雑炊はできれば控えてください。

あまった煮汁は、薄めるなど飲みやすい状態にして、「戦略的間食」用のスープとして活用するのもよいでしょう。

また、**２２６ページにおすすめのＭＣＴオイルを使った鍋料理を紹介しているの**で、ぜひ作ってみてください。

とはいえ、ＭＣＴオイルは万能のやせ薬ではないので、この鍋を食べれば、暴飲暴食をしてもいいというわけではありません。

「満腹フード」や「戦略的間食術」などを駆使して、暴飲暴食を避けるのが内臓脂肪を減らすための王道です。

「夜のMCTオイル」の効果アップのために必要なたった1つのこと

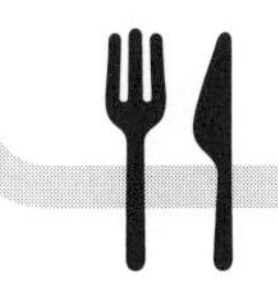

「MCTオイル生活」も順調になってきたな……。

と思っていたら、その日は仕事や家事、子育てなどが忙しくて摂りそこねた、こんな遅い時間になってしまった……。

そういうこと、誰にでもしょっちゅうあります。

大した失敗じゃありません。

落ち込まないでください。

先ほどもお伝えしたように、**1日に小さじ1／2さえ摂れば効果は出ますし、空腹でなければ、夜に摂っても構いません。**

ただし、ＭＣＴオイルも油であることには変わりません。

寝る直前は、やはりのぞましくないでしょう。

胃もたれがしたり、オイルのエネルギーが消化しきれず、体脂肪に置き換わってしまう可能性もあるからです。


そこで、守りたいのが**「できれば睡眠1〜3時間前までに摂る」**というルール。

ＭＣＴオイルは摂取してから3時間が効果のピーク。

入眠するなら、そのタイミングを心がければケトン体が脂肪燃焼の働きを発揮でき、体脂肪の減少にもパワーを発揮します。

さらに心身の疲労感をやわらげぐっすり眠れて目覚めがよくなった、という声も多く寄せられています。

多忙な人ほど「夜だっていいよね、ＭＣＴオイル！」の気持ちで、考えすぎずに摂ってもいいと思います。

お酒の席にもＭＣＴオイルで、翌日の「飲み会疲労」を軽減

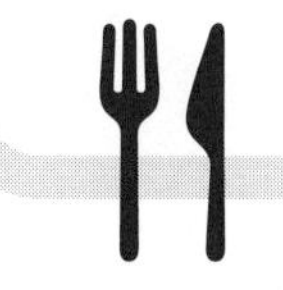

お酒を飲んだあとの翌日、なんだか体が疲れている。
そんな経験ないでしょうか。
騒ぎすぎたから？
気を使って飲んだから？

もしかしたらそういうこともあるかもしれませんが、１つの原因として考えられるのが、**アルコールが体内で分解されることで発生するアセトアルデヒドという物質によって、ミトコンドリアの活動が弱まり、エネルギー不足になった**ということです。
そこで、飲み会にもＭＣＴオイルです。

ＭＣＴオイルによって、ミトコンドリアが少なからず活性化することで、「飲み会疲労」を軽減する効果が期待できるかもしれません。

「やっぱり**ダイエット中はアルコールを控えないとダメ**ですよね……？」

「メタボが気になるけど、ＭＣＴオイルを摂りはじめたら禁酒は必要ですか？」

そんなご相談を受けることが、多々あります。

確かにお酒に含まれるアルコールはエネルギー源の１つ。加えて原材料に糖質が多く含まれているビールや日本酒、甘いカクテルなどの飲みすぎは、内臓脂肪の増加につながらないとはいえません。

またご存知の通り、**肝障害や膵炎、糖尿病、精神の病にもお酒は非常に関与しやすい**もの。

絶対にダメ！　とは言いませんが、飲酒量はもちろんのこと、お酒の種類やおつまみも、極力糖質を含まないものを選んでください。

種類を選んで、適度に楽しく、がおすすめです。

おすすめのお酒は、赤ワイン。健康によいとされるポリフェノールが豊富で、抗酸化物質も含まれているため、ワイグラス2杯程度ならばおいしくいただいてOKです。

また、ジンやウイスキーなどの蒸留酒タイプも、そのままなら糖質ゼロ。とはいえアルコール分も多いので、水割りにして2杯程度に抑えると理想的でしょう。

おつまみも、**アルコール代謝機能を高めるナイアシンがたっぷりの、ドライフルーツやナッツなどをチョイス**してください。

ヘルシーに、マイペースな宴が楽しめれば、ストレスをためすぎずに、内臓脂肪を減らす一助になってくれるでしょう。

老若男女の味方！
子どもの健康にもMCTオイルを

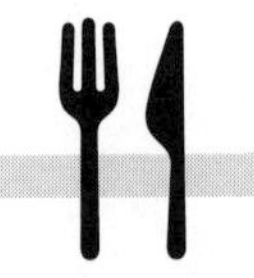

糖尿病、高血圧、脳卒中、がんといった病の総称である「生活習慣病」。
こうした病気の予防や改善策として、医療の現場でもMCTオイルが積極的に使われ、学会でも多数の論文が発表されています。

右記のいわゆる成人病対策に加え、私たちの日常生活においても、太りやすい体質に抵抗する「ケトン体」を生み出すため、ダイエット食にも多用されるMCTオイル。
近年では子どもの肥満も問題となっているようですが、

「ウチの子どもに飲ませても大丈夫？」

そんな疑問を持つ方も多いでしょう。

でもご安心を。**ＭＣＴ、すなわち「中鎖脂肪酸」は、前述したように母乳にも含まれている成分**です。

生まれた直後から赤ちゃんが体内に摂りこむ、安心・安全な栄養食品といえます。

ですから、成人病やダイエットに悩む中高年はもちろんのこと、成長過程の乳児～未成年の若い世代にとってもＭＣＴオイルの摂取は安心です。

子どもの肥満対策はもちろんのこと、詳しくは後ほど説明しますが、**集中力アップや便秘解消などにも効果が期待**できます。

離乳食にはじまり、毎回の食事やおやつ、どんな食べ物や飲み物にも。

量は小さじ１日１／４程度からはじめてもらうとよいでしょう。

あらゆる世代の家族みんなが楽しく健康になれる食生活を、ＭＣＴオイルで実現しましょう。

持久力が1・5倍アップ！筋トレやウォーキングの相棒に

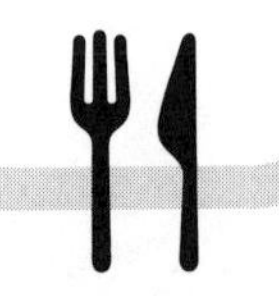

最近、筋トレをして、ストイックに自分の体を追い込んでいる方も少なくないですよね。

また、ダイエットのために筋トレをはじめたなんていう、非常に立派な心掛けの方もいらっしゃるかもしれません。

筋肉は、体の器官の中でも1日の基礎代謝量が多い器官とされています。

そのため、筋肉をつけることは、ダイエットにも優位に働くことが期待できます。

そんな筋トレの相棒にもＭＣＴオイルがおすすめです。

まず、ＭＣＴオイルを摂って「脂肪燃焼体質」になることによって、筋肉量を維持して、体脂肪だけを減らすことができます。

先ほど述べたように、筋肉は基礎代謝が多い＝非常にエネルギーを必要とする器官です。

そのため**筋肉が多い人は、エネルギー不足を起こしやすく、そうなってしまうと、体は筋肉をエネルギーとして消費する**ようになります。

アスリートがたくさんの量の食事を食べている姿を見たことがあると思いますが、それは、筋肉を維持することが目的です。

「脂肪燃焼体質」になれば、脂肪から優先的に使って、しかも多くのエネルギーを生み出してくれるので、筋肉の減少を防ぐことができます。

実際に、オフシーズンの大学レスリング選手に対し、サラダ油とＭＣＴオイルを摂らせて筋肉量を調べた研究結果があります。

それによると、サラダ油を摂取させたグループは筋肉が減少傾向にあったのですが、MCTオイルを摂取したグループは筋厚(きんあつ)（筋量の状態を示す指標）が維持されたそうです。

筋肉の減少が軽減されるということは、怪我や病気などで運動できない、仕事が忙しくてしばらくはジムに行けないという場合にも、**筋肉維持のためにMCTオイルは有効だといえる**かもしれません。

もう1つが、MCTオイルを摂ることで、エネルギーが生まれるので、持久力がアップし、疲労しにくいという効果が期待できます。

持久力が約1・5倍アップしたという研究結果もあります。

また、ストイックに筋トレをしている人は、脂肪分にも気をつけて、鳥のささみ肉をよく食べるなど、脂っこい食事を避ける傾向にあります。

たまには、脂っこい食事も食べたいというときは、ぜひMCTオイルをそれらの食材にかけてみるのもよいのではないでしょうか。

運動のためにMCTオイルを摂る場合に心がけたいのが、食べるタイミングです。運動のあとではなく「前」であることが大切です。

MCTオイルが最も効果を発揮するのが3時間後といわれていますので、運動する3時間前までには、摂っておいたほうがよいと考えられます。

空腹でなければ、運動する前のプロテインに混ぜて飲むということもよいかもしれません。

もちろん、筋トレだけではなく、ウォーキングやランニング、太極拳などの有酸素運動でも疲れにくくなるので、MCTオイルはおすすめです。

ぜひ運動のおともにMCTオイルを利用してみてください。

健康効果がぐっと上がるＭＣＴオイルのドレッシング

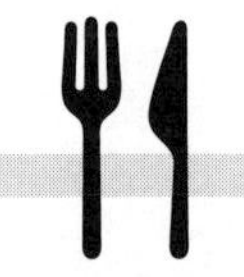

おかずのひと皿に、おやつに、そしてスポーツドリンク、お酒の席にも。
そして一日中、いつでもどこでも「かけるだけ」。
その容易さとルーティン化のコツをつかめば、脂肪燃焼体質への変化を実感できるはずです。

そんなＭＣＴオイルの簡単ヘルシー生活、続けていくうちに「もっと効果的な摂り方はないかな」と思う時期が、まもなくやってくるでしょう。

効果を感じればなおさらです。

また、人間どうしても同じことを続けていると飽きがくる瞬間があります。

そんなときに、試していただきたいのが、**MCTオイルを使ったドレッシング&料理**です。

いろいろと楽しく使うことによって、より「続けたい」という意思が高まるのではないでしょうか。

突然ですが、私はおいしいものが大好きです。

健康によい食事であることはもちろん大切ですが、それ以前にまずはおいしくなければすすまないし、続かない、続かなくては意味がないと思っています。

その熱意（笑）ゆえ認定医である「分子栄養学」の研究を生かし、**クリニックでは「分子栄養学外来」を開設し、カフェレストラン「桜山茶寮（さくらやまさりょう）」も監修**しています。

今回は、料理家の落合貴子先生にも協力してもらい、MCTオイルを使った料理をいくつか、巻末の特別付録で紹介しています。

当然、糖質は抑えめでヘルシーなものばかりです。

おすすめは、内臓脂肪が勝手に燃えていくドレッシング、通称「燃えドレ」。

今回、和風と洋風の2つのものを紹介しています。

どちらもにんにくやしょうがといった普通のスーパーにある食材や、塩、こしょうなどの調味料、そしてＭＣＴオイルだけなので、手軽に作れます。


にんにくに入っているアリシン、しょうがに入っているジンゲロールはともに血流を改善、代謝をアップさせてくれるので、さらなるダイエット効果も期待できます。

また、体温上昇も期待できるので、「サラダを食べると体が冷える」という心配も改善してくれます。


和風味はどんなサラダにもお魚、お肉料理にもよく合うので使い勝手もいいと思います。

乾燥パセリやオレガノなどお好みのハーブを加えてもいいし、もう少しコクを足したいなら、少量のマヨネーズやオリーブオイルを混ぜてもよいでしょう。

第4章

「齋藤式満腹やせメソッド」で、こんなこともよくなる

体内のあらゆる組織を痛めつける「炎症」から身を守る

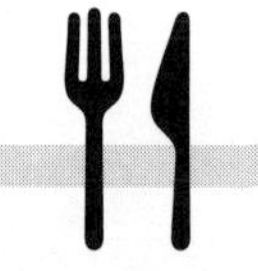

MCTオイルの実績は、気になる内臓脂肪が落ちやすくなるというダイエット効果、つまり理想的なやせ体質への変化だけではありません。

だるい、疲れやすい、寝つけない。年齢を重ねるほどつのる病気への不安はもちろん、男女を問わず気になるシワやシミ、顔の輪郭(りんかく)や体形のゆるみやたるみ……。そんな大挙(たいきょ)して押し寄せる心身の悩みから解放され、毎日を楽しく過ごしていくための手助けをしてくれます。

この章では知れば知るだけトクをするMCTオイルのさらなるパワーを、ご紹介していきます。

体で刺激やストレスを受けたところが、熱を持ったり腫れたりする「炎症」。ヤケドや怪我の印象が大きいと思いますが、実は胃腸などの臓器や血管など、体の内側のさまざまなところでも起こっています。

炎症は体内でよく起こるものなのですが、普通はそのうち治まります。ところが**軽い炎症がいつまでも治まらず、くすぶり続けると「慢性炎症」**になってしまいます。

慢性炎症は内臓や組織の異常から起こり、そこからじわじわと全身に「飛び火」していくのでやっかいです。

炎症が広がっていくと、消化吸収やホルモン、免疫の異常なども起こり、体内のさまざまな機能不全へとつながっていきます。

人によっては**血圧が上がる、血糖値が上がる、風邪をひきやすくなる、がん細胞へと育ちやすくなるなど、まさに「万病のもと」といえる悪さ**をします。

さらに悪いことに、体内の炎症は、体の内側だけにとどまりません。

慢性炎症によってできた炎症性サイトカインは、**血液にのって皮膚や髪の毛へも広がっていき、体の外側の酸化、老化までも引き起こしてしまう**のです。


このにっくき炎症を抑えることがよく知られているのが、「オメガ3系の油」です。

オメガ3系とは前でも紹介したとおり、魚脂やアマニ油のことです。

抗糖尿病、抗動脈硬化作用をもつホルモンを作る働きを促し、炎症を抑制する効果が認められています。


同じように、炎症を抑制するといわれている油がMCTオイルです。


MCTオイルは、抗炎症性サイトカインであるIL−10の分泌を増やし、炎症を抑え込む強い味方となってくれるとさまざまな研究でわかっています。

「万病のもと・慢性炎症を抑えるための、強力な助っ人」と覚えておきましょう。

がん細胞の増殖・転移のエネルギーとなる栄養素を減らせる

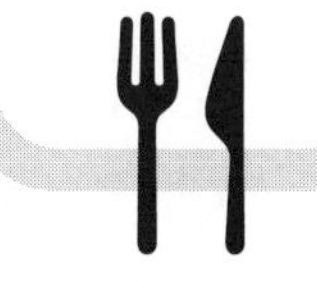

多くの人が警戒している病といえば、がんではないでしょうか。

かかる確率は男性で65％以上、女性は半数以上といわれています。

治療法が、近年どんどん進化、現代では部位によっては怖がる必要はない、ともいわれますが、それでも生涯「かからない側」でいたいですよね。

そもそもがんとは、生き物の体を構成する「細胞」がなんらかの要因でエラーを起こし、増殖・転移して、臓器や血液など全身の器官をむしばんでいく病です。

この悪い細胞は、いったいなぜ増えるのか？

実はこのがん細胞の増加には、**彼らの大好物である「糖質」が影響しているといわれています。**

それはがん細胞の多くが増殖・移転に費やすエネルギーに「ブドウ糖」を要するため。つまり、がんにとって増えるための栄養素が、糖質なのです。

そこでがん予防を目的とした体質改善や、臨床治療の一環として注目されているのが、糖質の代わりのエネルギーとして体内で活躍する「ケトン体」。

ＭＣＴオイルを用いた食事療法で**「脂肪燃焼体質」に切り替えることで、がんは糖質という自らの細胞のエサ不足**に陥ります。

この食事療法で、がん患者が快方へ向かったという結果報告が、多数寄せられています。

また、第２章で紹介した「満腹フード」なども利用して、無理なく徐々に糖質を減らしていくことは、**糖質に依存した体質を変える手助け**となるはずです。

体内に余分な糖質が残らないようにすること、それが、がん細胞が増える栄養素となる可能性を減らしてくれるはずです。

MCTオイルの抗菌作用が悪玉菌を減らし、腸内環境を改善

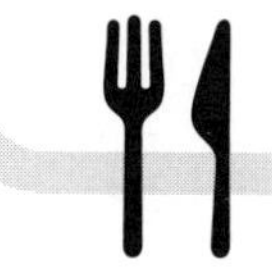

口から入った食べ物が食道を通って胃に入り、固形物からなかば液状化した状態となってたどり着く内臓といえば？

そう、「腸」ですね。

十二指腸などをふくむ小腸、そして大腸（盲腸や結腸など）の主な働きは、**タンパク質や脂質といった食べ物に含まれる栄養素を分解し、全身に届けやすくする消化吸収機能**です。

さらに、腸には体内に侵入する危険と戦って命を守るという、健康のガードマン的な役割も果たしています。

腸がそのような役割を果たすのは、腸の内部、つまり「腸内環境」にあります。体に入り込む危険から命をガードする力といえばズバリ、「免疫力」。この免疫力に、大きく関わっている器官が腸なのです。

なぜなら、**腸は消化器官としてだけでなく、食物が持っている毒性や、感染症の原因であるウイルスなどから身を守る「抗体」を、腸に住む免疫細胞が作り出す働きも備えている**からです。

しかし立ちふさがるのは、**「抗体は腸だけでは作れない」**という事実。共生する無数の「腸内細菌」が活性化しなければ、大腸菌や黄色ブドウ球菌などに代表される「悪玉菌」が内臓にはびこり、腸内環境が劣悪化し、「抗体」を作り出す免疫細胞の働きが弱まってしまうといわれています。

その影響は免疫だけでなく、全身に広がり、体調不良どころかアレルギーやがん、認知症など、さまざまな病の引き金にもなりかねません。

腸内を悪玉菌に乗っ取られて深刻な病気にかかるその前に、心がけたいのは、乳酸菌やビフィズス菌に代表される「善玉菌」を増やし、よい腸内環境を保つことです。

そのためには、やはり食生活の改善が必須。

とりわけ和食ではおなじみの味噌、納豆などの発酵食品は善玉菌の栄養素になりやすいので、積極的にメニューに加えてください。

「齋藤式満腹やせメソッド」のカギとなるＭＣＴオイルも、**量さえしっかり守れば、腸内環境の改善に力を貸してくれる**食品です。

毒性の強いカビなどの糸状菌はもちろん、カンジダなどの真菌にも強い抗菌作用で感染症を防ぐ底力は、中鎖脂肪酸のＭＣＴオイルならではです。

また、食べ物から生成された栄養分を、毛細血管や体細胞のすみずみまで届きやすくする効果もあり、ヘルシーな体づくりに最適です。

強く美しい「腸内環境」が、美的な日常生活をもたらす理由

腸内環境をととのえることで免疫機能を向上させ、体内の「慢性炎症」の治癒など
さまざまな病の発症を防ぐMCTオイル。そのメリットはまだまだたくさん！
すでに実証されているウエストサイズ減の効果に加え、気になるお腹の張りや便秘
が解消されるため、ダイエッターには欠かせません。

また、**体臭や口臭のもととなる悪玉菌が腸内環境から排除されることで、コンプレッ
クスの解消**にも役立ちます。

さっとかける、まぜるだけ。そんなMCTオイル生活の実践で、内側も外側も強く、
キレイな毎日を目指してください。

脳に良質のエネルギーを供給し、認知症を予防する

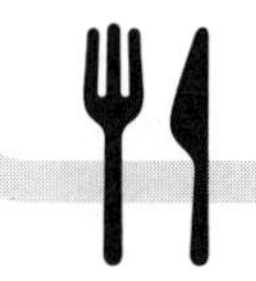

世界的な長寿国として知られる日本。今や、100歳を超える元気な老人の様子もよく見聞きしますね。

長生きすることはうれしいことかもしれませんが、そのことによって「認知症」への不安が高まっているともいわれています。

内閣府が発表した「平成29年高齢者白書」によると、日本の**認知症患者数は65歳以上の高齢者の7人に1人**ともいわれています。

その**認知症に対し、「ココナッツオイルとMCTオイルが有効だ」という報告がアメリカで発表され、ココナッツオイルブームが起こりました。**

アルツハイマー型認知症は、脳の神経細胞がエネルギー源であるブドウ糖を取り込むことができなくなり、エネルギー不足に陥って働けなくなることによって起こることが、近年わかってきています。

そして、**脳のエネルギーには「ブドウ糖しか使えない」と思われていましたが、「ケトン体も、脳はエネルギーとして使える」ことも最近わかってきた**のです。

そして、ＭＣＴオイルはよりすばやく消化吸収されケトン体となるため、非常に優秀な脳のエネルギー源なのです。

認知症の人は、いわば慢性的に脳のエネルギー不足が生じている状態です。

ですから、**食事のたびの「かけオイル」をして、ケトン体のもとを取り込むことは、脳のエネルギー源を常に補給できる**ということになります。

脳に活動エネルギーを与えることは、記憶力や好奇心、新たなものごとに取り組む意欲を生み出すことにつながります。

超・高年齢化社会を楽しく生きる味方にもなるでしょう。

シミ、シワの大敵の増殖を防ぎ、「美やせ」を実現する

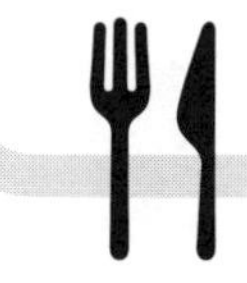

「齋藤式満腹やせメソッド」は血糖値を急激に上げないことを目的とした食事術。
それは、肌の老化を防ぐことにもつながります。

血糖値が高い状態が続くと、血中の糖が、タンパク質や脂肪と結合します。
その結果、ＡＧＥｓ（終末糖化産物）が生まれます。
血糖値が高い人ほどたくさんのＡＧＥｓが作られ、溜め込まれていく、ということが体内で起きているのです。

ＡＧＥｓが蓄積すると、炎症を促すフリーラジカル（活性酸素）も増えてしまい、シワやたるみなどの肌の老化もどんどん進みます。

そこで、このAGEsを作らないようにすることが老化防止に必要だと世界中の研究者も認め、研究されているのが現状です。

本書のおすすめする「齋藤式満腹やせメソッド」は、食後血糖値を上げにくくする食事術なので、そもそも血中に浮遊する糖が減っていきます。

血糖値が上がりにくくなり、体内に余った糖分がなければ、AGEsが生まれる機会がグッと減る、ということにつながります。

また、MCTオイルは、脂肪を燃やすエネルギー源として、全身の肌細胞の代謝も促します。

結果、血流もよくなり、古く傷んだ細胞がはがれ落ち、新しい細胞へと生まれ変わるサイクルも促されることに。

「齋藤式満腹やせメソッド」は、皮膚の老化を促すAGEsをブロックし、肌の新陳代謝もアップする。まさに、肌の「若返り」法ともいえるのです。

実際**「肌荒れが改善した」**という患者さんも多数いらっしゃいます。

感染症から身を守る免疫力が下がりにくい体質が手に入る

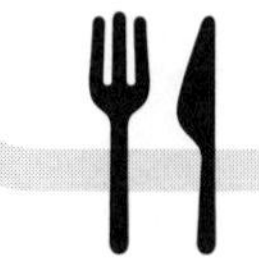

数年にわたり世界中を混乱に陥れた新型コロナウイルス（ＣＯＶＩＤ－19）は、潜伏期間を短期化させる、感染力を強めるなど幾度も変異を繰り返し、多くの人を罹患（りかん）させました。

インフルエンザも発症力を弱めることなく、毎年のように猛威を奮っていますし、またいつ新しい感染症に悩まされるか不安を覚えている方も少なくないでしょう。

そうした状況の中で、本書で紹介している食事術は、家族や自分を守る盾となってくれます。

すでにご説明したように、本書の食事術のカギとなるＭＣＴオイルは優れた抗菌作用を持ちます。

また、全身の「慢性炎症」を抑えるなど、さまざまな病のもととなる症状を抑える効果があることは、繰り返しお知らせしてきたと思います。

また、体温が下がると、免疫力も下がるといわれています。

MCTオイルの特徴は、素早く消化・吸収されること。そのため、MCTオイルを継続的に摂ると、体内のエネルギー源が常に備わっていて、熱生産もラクになることになります。

結果、体内の温度も高くキープできるので、免疫力を底上げする助けにもなるのです。

そもそも**「齋藤式満腹やせメソッド」は内臓脂肪を減らす味方。内臓脂肪は体内に慢性炎症を起こし、免疫力もダウン**させるものです。

免役力に大きくかかわってくる先ほど紹介した腸内環境の改善にも役立ちますし、このメソッドはやせるだけでなく、ウイルスや感染症にも負けない、強い体づくりをサポートしてくれるのです。

アレルギー症状の軽減が期待できる!?

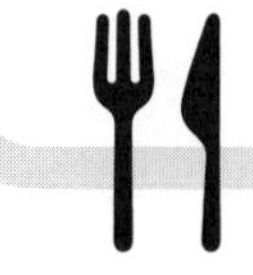

春先にはスギやヒノキ、秋口にはブタクサをはじめ、さまざまな植物の花粉によって引き起こされるアレルギー、花粉症。その季節が近づいてくるだけで、憂鬱（ゆううつ）な気持ちになるという方も少なくないのではないでしょうか。

ほかにも、アレルギーの原因となるのは花粉だけでなく、牛乳や小麦、ハウスダストなど数多くあります。

アレルギーとは、本来なら害のない物質に対しても、体内の免疫系が過剰に反応してしまうというものです。

その**症状はかゆみや発疹（はっしん）、くしゃみといった表面に出るものだけではありません。**

胃腸の粘膜を荒らすなど、さまざまな病因にもなるほか、命にかかわる劇的な症状、アナフィラキシーショックを引き起こすこともあり、近年アレルギーに悩む人は増え続けています。

このアレルギー症状は炎症反応の1つといわれています。

そして、そのアレルギーの**炎症反応を抑制する働きをするのが抗炎症性サイトカインであるIL‐10**です。

MCTオイルには、このIL‐10の分泌が増えるといわれているので、アレルギーの炎症反応が和らぐという効果も期待できるのではないでしょうか。

さらに、**腸内環境が改善することが、アレルギーを抑えることにつながる**という研究結果も発表されています。

腸内環境を整えるといわれるMCTオイルは、そのような面からもアレルギー症状の軽減に寄与するということが考えられます。

うつ病になる原因「低血糖」「脳のエネルギー不足」を解消

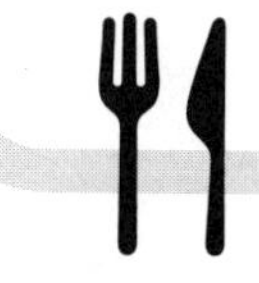

今や「5大疾病」の1つとして数えられる「うつ病」。

患者数は、**これまで最多とされてきた糖尿病を超え、がんの約2倍**にものぼります。

仕事や人間関係の悩み、自分自身や家族の将来への不安……。そうしたストレスにいかに多くの人々が心身をおびやかされているか、数字が物語っています。

さらに「うつ病」は、非常に複雑な精神疾患の総称です。

そのため発症の要因も環境の変化、脳の器質の遺伝などさまざまで、特定できないのです。

そして近年では**「うつ病」を呼び寄せ、さらに症状を加速させる主成分に「糖質」が含まれる**ことも、広く知られるようになってきました。

もともと、日本人はご飯などの炭水化物など、高糖質のものを食べすぎている傾向があります。

そのため血糖値が急激に上がり、インスリンが多く分泌された結果、低血糖になるリスクが高いといわれます。

低血糖になると、最も影響を受けるのが脳です。

脳の栄養であるブドウ糖が足りなくなることは、認知症の原因の1つであるとこれまでにご説明しましたが、うつ病も同じように、脳のエネルギー不足が原因の1つといわれます。

素早くケトン体エネルギーを脳に提供してくれる脂肪燃焼体質になるMCTオイルによってエネルギー不足を防ぐとともに、「満腹フード」や「戦略的間食」によって血糖値を安定させることは、症状の改善に寄与できるのではないかと考えています。

「長持ちエネルギー」で、集中力アップ状態が続く

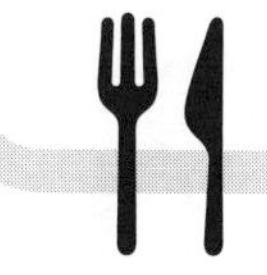

「齋藤式満腹やせメソッド」は、**忙しいときほど試してほしいメソッド**です。

その理由は、忙しいときでも簡単にできるということと、集中力を高め、仕事や学習の効率を上げることも期待できるからです。

これまでもご説明しましたが、脳のエネルギー源となるブドウ糖が足りなくなると、脳はケトン体を使って動くことができます。

MCTオイル＝中鎖脂肪酸は、摂るとすぐに肝臓に運ばれケトン体が作られます。

そして、すぐさまエネルギーとして使うことが可能となるのがポイント。

エネルギー不足でぼーっとしている脳にも、MCTオイルなら摂取して比較的すぐに、エネルギー補充できることになります。

また、毎食の食事どきなどに定期的に摂っていれば、途切れることなく、継続的に脳へエネルギーを補充できます。

MCTオイルは効果が3時間でピークになり、10時間ぐらいまで続くので、1日3食のタイミングで摂れば、1日中、持続的なハイパフォーマンスが期待できるというわけです。

さらに、MCTオイルで「ケトン体」が増えることで、**血流が改善する**ことも期待できます。

脳内の血流がよくなれば、脳に必要な栄養分が行き渡りやすくなり、活動に必要なエネルギーもスムーズに到着するので、プラスして取り入れるのはおすすめです。

加えて、「戦略的間食術」で血糖値を下がらないようにすれば、エネルギーにあふれた非常にいい状態の脳がキープできると考えられます。

逆に**よくないのは、気合いをいれようと、糖質の高い食べ物をたくさん食べること。**

本人はエネルギー補給をしたつもりでも、しばらくしたら、血糖値スパイクが起き、低血糖状態になることでエネルギー不足になってしまう危険性があります。

睡眠不足でもないのに、食後、強烈な眠気に襲われるという人は、そうなっている危険性が考えられます。

昼食の糖質の量を減らすように努力したり、MCTオイルをかけて、血糖値を安定させたりするなど、工夫してみてください。

スポーツ選手からも、「集中力アップに役立つ」「精神力が最後までもつ」などの声も多く聞かれ、サッカー元日本代表の長友佑都選手などもその1人。

アマニ油やMCTオイルなどの良質な油を取り入れて、パフォーマンスが上がったとおっしゃっていたと聞きます。

頭脳を使って何かを成し遂げたいとき、MCTオイルを活用するのもおすすめです。

脂肪を燃料にして体を温め、冷え性を遠ざける

運動不足による基礎代謝の低下、ストレスによる血流の悪化。

原因はさまざまなものがありますが、**最近、冷え性の人が増えている**のではないかという専門家の意見をよく聞きます。

実際、私のクリニックにも、冷えからくる肌荒れに悩んでいる人が増えたようにも感じていますし、**アンケート調査で女性の約8割は冷え性だという結果**を目にしたこともあります。

冷えは、頭痛、肩こり、肌荒れ、便秘などを引き起こしますし、免疫力の低下にもつながり、病気になりやすい体になるともいわれています。

また、体温が1℃下がると基礎代謝が13％下がるといわれています。

たった13％と思われるかもしれません。

ですが、成人女性の1日の基礎代謝量が大よそ1000～1200kcalといわれる中で、それが**13％下がるということは、130～156kcal消費できない**という計算になります。

これは、食パンほぼ1枚分です。

つまり、**体温が1℃下がると、それまでより毎日食パンを1枚多く食べ続けている状態**だといえるわけです。

これだとなかなかやせられないですよね。

では、冷え性を治すためには、どうすればいいか。

腹巻きをする、カイロをお腹などに貼る、靴下を温かいものに変える。温かいお風呂に入る。

確かに体を冷やさないという面では、大切かもしれませんが、あくまで対処療法にしかすぎません。

根本的に冷え性の原因が解消されて、体温が高くなっているかといえば、そうではありません。

では根本的に解消するためには、どうすればいいか。

1つは、エネルギーをたくさん生み出す体にすることです。

ミトコンドリアの働きなどでエネルギーが生み出されるときには、熱が生まれます。

その生み出された熱が、血液にのって運ばれて、体は温かくなるのです。

つまり、**ミトコンドリアが元気に活動するようになることは、体を中から温める暖房器具を設置するのと同じ**ことです。

また、もう1つの方法は、やせることです。

太っている人は、その見た目から体温が高そうで冷え知らずの印象を持っている人も少なくないでしょう。

しかし、**脂肪は筋肉とは違い、熱を作り出せず、温まりやすく冷めやすい**という特徴を持っています。

そのため、熱が十分に生まれていない状況では、冷えた冷却パックをお腹につけているのと同じような状態になってしまい、冷え性を助長する危険性をはらんでいます。

たとえ、手足が冷たいなどの感知しやすい症状がなかったとしても、**体の奥が冷えているという「かくれ冷え性」のような状態**になっていることもあるようです。

しかしながら、冷え性は、エネルギーを生み出す体になって、脂肪を減らすことができれば解消できることがあります。

まさにその両方をかなえる「齋藤式満腹やせメソッド」は、冷え性対策にもうってつけの方法なのです。

実際に、メソッドを試していただいた方も、「食後、しばらくは体がポカポカする」、「汗が出なかったのに、歩くだけで汗ばむようになった」など、冷えが改善された声が多く聞かれました。

単にMCTオイルを「かけオイル」するのもよいですが、**巻末の特別付録で紹介する燃えドレ。これは、体を温める成分であるしょうがも入っているのでおすすめ**です。

本来冷え性の人は、温かい食べ物を食べたほうが当然いいので、あまりサラダなどはおすすめしませんが、このドレッシングであれば、体が冷える効果も薄まると思います。

ぜひ、一度試してみてください。

第5章

勝手に内臓脂肪が落ちていく体になる生活習慣

自律神経を整えれば、体脂肪も整いはじめる

さて、ここまでは、「齋藤式満腹やせメソッド」を中心にお話を進めてきましたが、この章では、それ以外に日ごろから気を付けたい生活習慣をここからは、ご紹介していきます。

全部を意識するというのは難しいかもしれません。

ですが、**できそうだというものがあれば、ぜひ1つでも日々の生活で意識**してみてください。

まず**一番に意識してほしいのが、「自律神経のバランスを整える」ということです。**

自律神経には内臓の働きや代謝を調整する役割があります。

自律神経には活動しているときに活発になる「交感神経」と、リラックスしているときに活発になる「副交感神経」があって、この2つがバランスよく機能していると、食事のとき食欲が出すぎることなく、代謝も進んで肥満になりにくいといえます。

しかしこの**バランスが崩れると代謝がうまくいかず、脂肪がつきやすくなります。**自律神経が乱れる原因には、ストレスや過労、不規則な生活などがあげられます。

さらにストレス状態になると、体は内臓脂肪を蓄える方向に働きます。

そのため、ストレス過多の人はお腹周りだけ太る、いわゆるメタボな体形になってしまう危険性が高まります。

また過緊張の状態が続くストレスフルな日常は、交感神経が優位になりすぎて、自律神経のバランスを崩しがちです。

好きなハーブティーを飲みながら音楽を聴く、ゆっくりお風呂に入るなど、強制的に副交感神経を優位にするための自分なりの方法を持っておくのも、自律神経を整えるためには、おすすめです。

代謝を上げてやせ体質に！
齋藤流ラクやせ体操

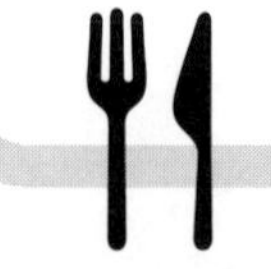

運動することは、代謝を上げるためにも、非常に重要です。

しかし、激しい運動を続けるのは難しい。

そこでここでは、すき間時間で簡単にできるものをご紹介していきます。

ポイントにしたのは、褐色脂肪細胞。脂肪細胞と聞くと、なんだか悪のような印象を受けますが、これはエネルギーを消費してくれる脂肪細胞です。

褐色脂肪細胞を刺激して、活性化させ、脂肪を燃焼させることで基礎代謝量が高まるため、ダイエット効果が期待できるのです。

そして、その褐色脂肪細胞が多く存在しているのが、肩甲骨周り。

本書で紹介する「パタパタストレッチ」は、その肩甲骨周りを動かして、褐色脂肪細胞を刺激することを期待したストレッチです。

もう1つが「深呼吸スクワット」。

筋肉の量が基礎代謝量と大きくかかわるといいましたが、スクワットで鍛えられる筋肉・大腿四頭筋は、人体で最も体積の大きい筋肉といわれています。

大きな筋肉を鍛えることのできるスクワットは、非常に効果的なやせトレーニングです。

さらに、ダイエットの最大の敵ともいわれるストレス解消効果を狙って、スクワットに深呼吸を付け加えました。

この2つの運動、空いている時間にいつやってもいいのですが、**MCTオイル入りの食事を食べて3時間以内に行うとパフォーマンスも上がって効果的**です。

褐色脂肪細胞を活性化!

パタパタストレッチのやり方

やり方

1 腕を軽く曲げる。

2 腕を前後にパタパタと動かす。後ろに腕を引く際、肩甲骨周りに腕をグッとよせるようにする。

前から
見たとき

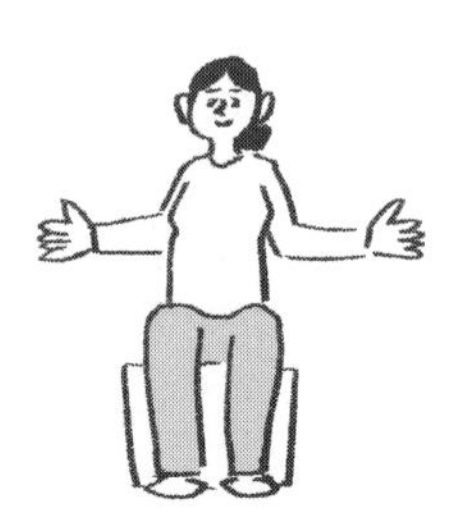

横から
見たとき

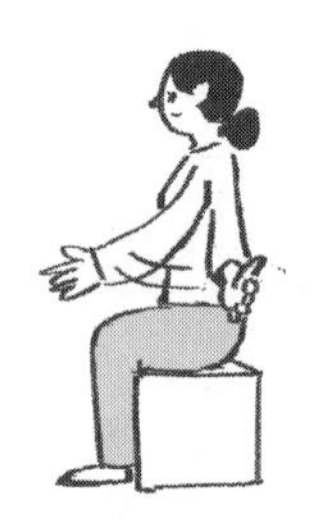

後ろから
見たとき

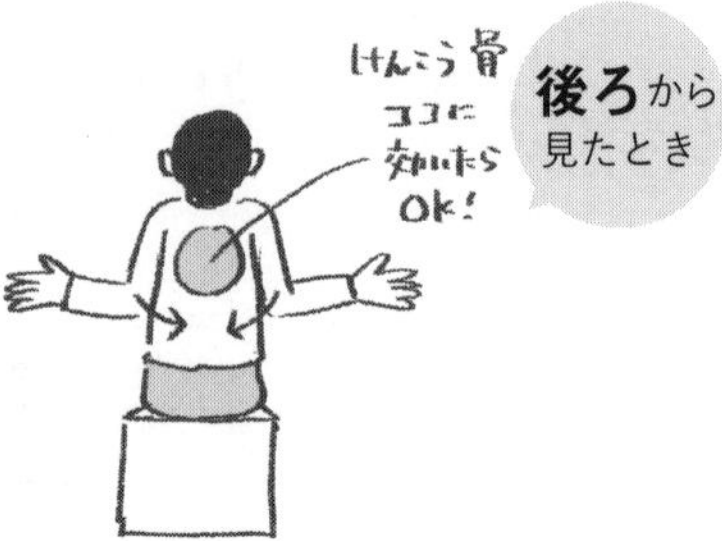

深呼吸とスクワットを掛け合わせてさらに代謝アップ！

深呼吸スクワット

やり方

1 姿勢が崩れないように壁に沿うようにして立つ。

2 足を肩幅に広げる。この時、つま先を外側に向け、がにまたになる。

3 息を吸いながら、ゆっくりとお尻を落とすように膝を曲げる。このとき、ひざが足先から出ないようにする。

4 息を吐きながら、立ち上がる。お尻の穴を締めるように起き上がると効果的。

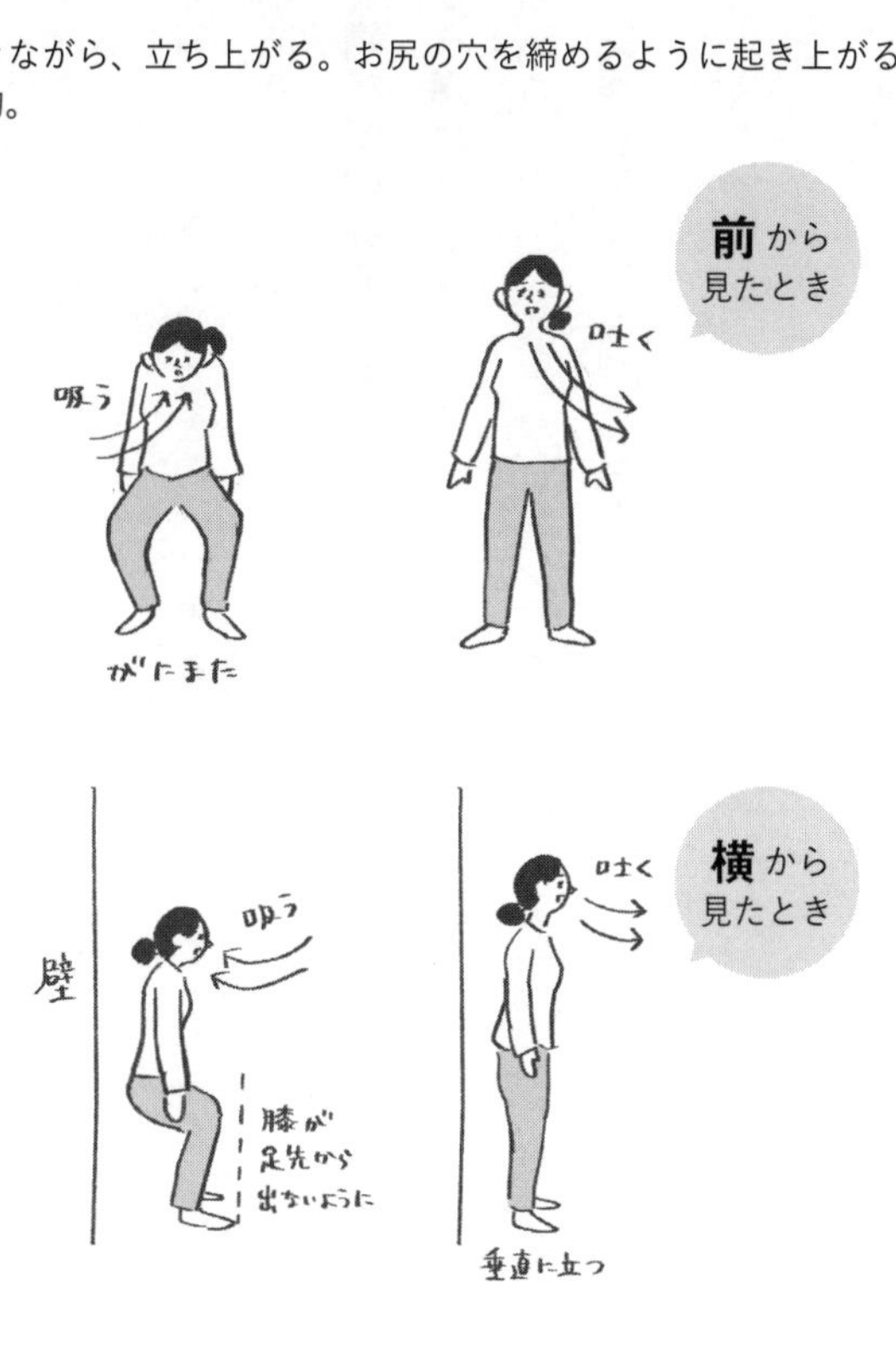

バスタイムのリラックス効果を上げ、ドカ食いを防ぐ

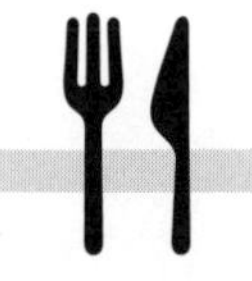

帰宅が遅くなった日や夏の暑い日などのバスタイムは、シャワーだけで簡単に済ませてしまいがちではありませんか。

でも、**基礎代謝を高めて内臓脂肪を燃やしやすくするためには、できるだけ湯船に浸かって、体を芯から温めましょう。**

私も、その効果の高さから、炭酸とマグネシウム入りのお風呂タブレットを開発しましたが、**炭酸タブレットを入れるのもおすすめ**です。

ストレスの溜まりすぎは心身の健康に悪影響を与え、自律神経を乱す原因になります。

さらにはドカ食いに走るなど無謀な行動につながってしまうことも。

本当にリラックスできる入浴法

ゆったりと湯船に浸かるバスタイムは、ストレスを解消するのに簡単で効果の高い方法の1つです。

やや**低温の38℃くらいのお湯に10分程度、半身浴でゆっくりと浸かることで、リラックスして副交感神経が優位になり、疲労も回復**していきます。

また、体が温まって血行がよくなると、インスリンの分泌が促進されます。

さらにリンパの流れもスムーズになって、老廃物が排出されやすくなるなど、いい効果がたくさんあります。

注意したいのは、あくまでぬるめのお湯に浸かるということ。

42℃以上の熱いお湯に長時間浸かると、交感神経を刺激してしまい、かえって体を緊張させてストレスを高めてしまうの可能性があります。

入浴前にはコップ1杯の水を飲んで水分補給をし、脱水症状に気をつけましょう。水もいいですが、おすすめなのが炭酸水。

実は私、「炭酸ドクター」という異名をいただくほど炭酸オタクです。

お風呂上がりの炭酸水は、水分補給だけでなく血行を促進させる効果があるので、お風呂で温まった熱が全身に回るようになり、体の熱を冷めにくくしてくれます。

自分の呼吸に意識を向けるだけでもリラックス効果は得られる

呼吸が静まると心が穏やかになることから、ヨガでは心と呼吸が連動していると考えます。特に腹式呼吸は、副交感神経を刺激し、リラックスさせる効果があります。

できるだけゆっくりと鼻から息を吸い込み、お腹を膨らませます。吐くときもできるだけゆっくりと、お腹から吐くイメージでへこませながら、鼻から吐き出します。

腹式呼吸ができなくても、緊張や不安を感じたときは、できるだけ長く息を吐くだけでもＯＫ。

体から余分な力が抜けて、吐く息によって副交感神経が刺激され、心と体が落ち着きを取り戻します。

忙しいときや仕事中でも、ふと気がついたときに深い呼吸をしてみるクセをつけると、自律神経のバランスも乱れにくくなり、心身ともに落ち着いて過ごせる助けになるでしょう。

代謝をさらに上げるための4つの生活習慣

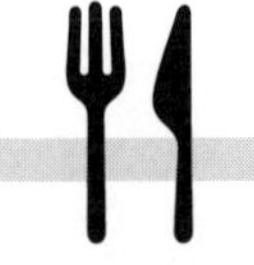

人間は食べ物を摂り、糖質・脂質・タンパク質といった栄養素を消化・吸収して体内でエネルギーを作り出します。

体の中で作り出されたエネルギーは、生活や運動などで体を動かす「身体活動」だけでなく、呼吸をする、心臓を動かす、体温を維持するなどの生命維持活動＝「基礎代謝」でも消費されます。

1日のエネルギー消費量の割合は、身体活動が30％なのに対し、基礎代謝は60％と、とても大きな割合を占めています。

基礎代謝を上げて、高い状態で維持することができれば、1日のエネルギー消費量が増え、内臓脂肪も燃えやすくなるというわけです。

基礎代謝は10代をピークに、加齢とともに減少していきます。

筋肉量が多いと基礎代謝は高くなるので、筋トレで筋肉量を増やすことが大事です。そのためのおすすめの運動は先ほど紹介しました。

ここでは代謝を上げるための食事法をいくつかご紹介していきます。

①水を飲む

常温の水をたっぷり飲みましょう。

体の7割を占める水分の流れをよくし、血流がアップ。筋肉にも血液がしっかりと送り込まれ、筋肉量を増やすのにも役立ちます。

さらに炭酸ドクターとしては、糖分の入っていない、炭酸水をここでもおすすめせずにはいられません。

炭酸水に含まれる二酸化炭素には、血管を拡張させる働きがあるので、食事をしたときと同じように胃の動きが活発になり、「ぜん動運動」が起こります。腸へ食べ物を送り込むのも助けてくれます。

②体を温める食材を摂る

179ページでもお伝えしたように、体温が1℃上がるごとに代謝量は約13%増加します。

体を温める作用のあるしょうが、にんにく、たまねぎといった食材やターメリックやシナモンといった香辛料などを積極的に食事に取り入れて、体温&代謝をアップしていきましょう。

③よく噛んで食べる

よく噛むと、食べたものが栄養素として分解される際に発生する熱＝「食事誘発性熱産生」が増えて、食事後の消費エネルギーを増やすことができます。

④腸内環境を整える食材を摂る

腸内環境も基礎代謝に影響を与えています。腸内細菌が食物繊維を分解して作り出す「短鎖脂肪酸」は、交感神経を活性化して代謝を促進したり、細胞への脂肪の取り込みを抑制する働きをしてくれます。

善玉菌を増やす乳酸菌（ヨーグルトや納豆・漬物などの発酵食品）や食物繊維を含む食品を積極的に食べましょう。

また**乳酸菌のエサとなるオリゴ糖も一緒に摂ると、さらに効果アップが期待**できます。

ストレスをマネジメントするために大切なこととは

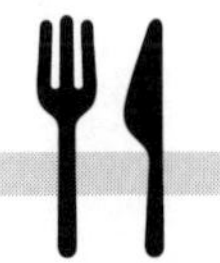

冷え性は女性特有のものと思われがちですが、実は**男性にも冷え性に悩む人が増えています。**

気をつけて温かくしているのに手足だけが冷たい、という症状は、自律神経の乱れによるものと考えられます。

ストレスを受けるなどして体が緊張状態になると、交感神経が高まってアドレナリンが出ます。

しかしこの**緊張が長く続くと、アドレナリンが出すぎてしまい、手足だけが冷えて興奮している状態**に。

このとき一過性に体温は上がりますが、決して代謝がよくなるわけではなく、自律神経にも悪影響を及ぼします。

このような自律神経の乱れが原因の手足の冷えには、物理的に温めるのもいいですが、ストレスマネージメントが何よりも効果的です。

ただでさえ交感神経が優位になりがちな日常生活の中で、意識して副交感神経を優位にする時間を作ることはとても大切です。

副交感神経を優位にするには、血管を拡張させることがポイント。

コーヒーや栄養ドリンクに含まれるカフェインは血管を収縮させるので、ティータイムにはリラックス効果のあるハーブティーを選びましょう。

またぬるめのお湯に浸かっての半身浴や炭酸浴、軽いストレッチを行うのも、リラックス&血行が促進されるおすすめの方法です。

「不眠太り」に陥らないために知っておきたいこと

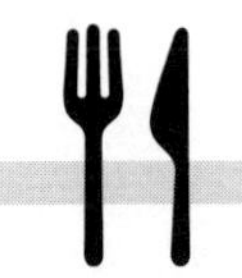

睡眠が大切ということは、多くの人が知るところとなりましたが、睡眠には、心と体の回復を行う大事な働きがあります。

睡眠をしっかりとると、「睡眠ホルモン」とも呼ばれるメラトニンが活発に分泌されます。

このメラトニンは単なるホルモンとしてでなく、酸化ストレスから細胞を保護したり、免疫を調整したり、さらには抗がん作用を持つ物質として、近年注目が高まっています。

一方、睡眠不足は肥満を招くとも考えられています。

睡眠時間が短いと、食欲を抑制する「レプチン」というホルモンの分泌が低下し、食欲を増進させるホルモン「グレリン」の分泌が増加するからです。

良質な睡眠をとると、疲れやストレスが解消されるので、朝の目覚めがスッキリ。すると自律神経やホルモンバランスも安定し、心と体の調子が上向きになります。

また、**睡眠の質がよくなると成長ホルモンの分泌が高まるので、筋肉の成長が促され、代謝アップにもつながります。**

成長ホルモンには肌の細胞を活性化させる働きもあるので、美容にも嬉しい効果が期待できます。

理想としては毎日7時間の睡眠を確保したいところですが、難しい場合も多いでしょう。

そこで**せめて、睡眠の質の改善を目指しましょう。**

ここからは、日常の中で取り入れやすい、睡眠の質を上げるためのヒントをご紹介していきます。

①生活リズムを整える

まずは規則正しい生活を心がけたいもの。毎日できるだけ同じ時間に寝る&起きることを繰り返すだけでも、睡眠の質が向上します。

②寝る前はスマートフォンやタブレット端末を遠ざける

スマホなどから発するブルーライトは、前述した睡眠ホルモン・メラトニンの働きを抑制します。

寝つきが悪くなったり、夜中に目覚めてしまう可能性も高まるので、就寝2時間前には手放すようにしましょう。

③寝る2~3時間前の入浴

入浴は体温を一時的に上げることで、寝つきをよくし、深い睡眠を得る効果があります。

ぬるめのお湯に10～30分ほど浸かるのがおすすめです。

前述したようにお湯が熱すぎると交感神経を活発にしてしまい、逆に入眠を妨げるので注意しましょう。

④朝、太陽の光を浴びる

朝起きてすぐ太陽の光を浴びると、体内時計のズレがリセットできます。

また**光を浴びて約15時間後から、血中のメラトニン量が増えて眠気を誘う働きをする**ので、就寝時間のスムーズな入眠につながります。

⑤寝る直前の食事は控える

寝る前に食事を摂ると、消化活動によって睡眠が妨げられますので控えましょう。

またカフェイン摂取や喫煙には覚醒作用があり、お酒も飲むと眠りが浅くなるので同じく控えたいものです。

内臓脂肪が落ちるのを妨げる、この食べ物を避ける

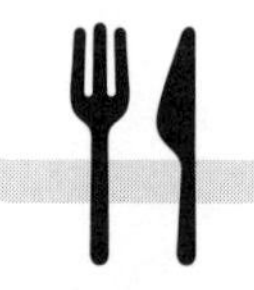

お菓子や飲み物、レトルト食品や冷凍食品、ドレッシングやたれ類、コンビニ弁当やおにぎり、サンドイッチ……。どれもおなじみの食べ物ですが、これらはすべて、何かしら人の手が加えられた「加工食品」です。

手軽で便利な加工食品ですが、実は次のようなリスクが心配されます。

・糖質が多く含まれる

・食品添加物が入っている

・トランス脂肪酸など健康に好ましくない油を過剰摂取してしまう

加工食品には、血糖値を急上昇させる糖質が多く含まれていることもあり、気をつけないと食後血糖値が急上昇してしまいインスリン抵抗性などが生じるリスクが高くなります。

食品添加物については、添加してよい上限量が定められてはいますが、いくつもの食品添加物入り食品を摂った場合のリスクについてはわかっていません。

また、マーガリンやショートニングなどに多く含まれる**トランス脂肪酸は心疾患のリスクを高めるとしてアメリカでは禁止されており、世界保健機構（WHO）も摂取を抑えるべき**としています。

加工食品を必要以上に摂取することは、体内に炎症を引き起こし、内臓脂肪が燃えにくい状況を作ることがあります。

しかしまったく避けるのは現実的には難しいところ。

少しでも減らす意識が大切ですし、最近では、健康に気を配った加工食品も多く販売されるようになったので、糖質量や添加物が少ないものを選ぶようにしましょう。

おわりに

「健康診断で数値が悪かったから」

「昔着ていたお気に入りの服が入らなくなった」

やせようと思ったきっかけはたくさんあることでしょう。

ですが、別に健康診断の数値をよくすることが、服を着ることが最終的なゴールではないと思います。

健康をできるだけ維持する、体型を昔に戻す、その先にあるいつまでも健康で元気でいたい、体型を維持して少しでもきれいになりたいという思い。
いうなれば**「人生をより楽しめるようになる」ということがやせることのゴール**ではないでしょうか。

ですが、一朝一夕ではやせられません。

まとまった時間が必要になります。

その時間も一度しかない、取返しのつかない人生の貴重なひとときです。

だからこそ、**やせるために頑張る時間もできるだけ楽しい時間に**ならないだろうか。

そのようなことを、ずっと考えていました。

そして、たどりついたのが今回の「齋藤式満腹やせメソッド」です。


人間の3大欲求である食欲を満たしてくれる食事は、人生の楽しさを大きく左右します。

そうであるならば、同じ味を食べ続ける、量を少ししか食べられないという苦行のような食事ではなく、できるだけ少ない労力で、**やせる効果を担保しつつ、食事の満足感、満腹感を高めるためには、どうすればいいのかをとことん追求**しました。

私も随分と長いこと楽しみながら続けており、最近では「ダイエットをしている」という意識をあまりすることなく、当たり前のようにMCTオイルを食事にかけ、「満腹フード」を利用しながら少しずつ糖質の量を減らし、「戦略的間食」を摂っています。

もしかしたら、この**「ダイエットを意識せずに当たり前にできる」というのが、多くのやせたい人が夢見るイベント「ダイエットからの卒業」**ということなのかもしれません。

ぜひみなさまも「体重」という数値だけにとらわれるのではなく、「楽しむ」という感情にも目をむけ「齋藤式満腹やせメソッド」を実践していただけると幸いです。

最後まで読んでいただきありがとうございました。

みなさまが食で美と健康を叶えられることを心から祈っております。

医師　齋藤真理子

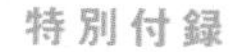

内臓脂肪がどんどん落ちる!

MCTオイル 簡単活用レシピ

脂肪燃焼効果がぐんっとアップ、食べ応え抜群なのに糖質も無理なく抑えられる!

MCTオイルの健康パワーとうまみを120%生かした、うまやせレシピを、ご紹介!

レシピの注意事項

大さじ1=15㎖、小さじ1=5㎖です。

食材の分量や糖質には個体差がありますので、ご調整してください。

電子レンジは600Wを使用しています。500Wの場合は1.2倍、700Wの場合は0.8倍を目安に時間を調整してください。また、特に表記がない場合はラップはかけずに調理してください。

特に記載がない場合は、火加減は中火です。野菜を洗う、皮をむく、など一般的な下処理は記載していません。

調味料は特に指定のない場合は、醤油は濃い口醤油、塩は食塩、バターは有塩を使用、小麦粉は薄力粉を使用しています。

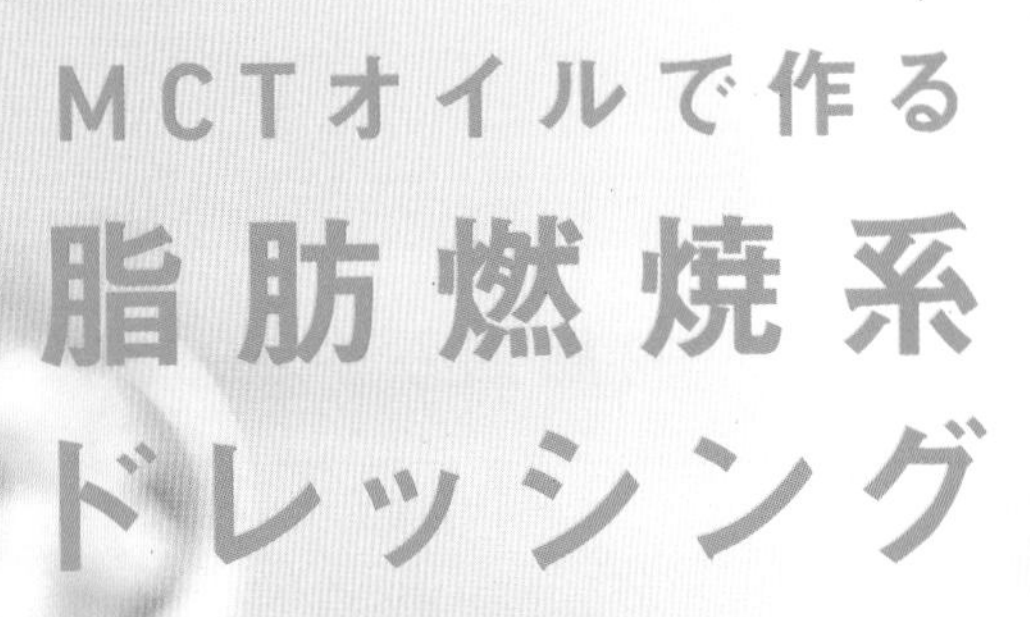

MCTオイルで作る 脂肪燃焼系ドレッシング

齋藤先生御用達! 体ポカポカ、内臓脂肪をメラメラ燃やす「燃えるドレッシング」、通称「燃えドレ」を本書で初公開!

体はポカポカ、
脂肪がメラメラ♪

燃える ドレッシング [洋風]

糖質（大さじ1杯） 0.5 g

材料 作りやすい分量

- **豆乳** …… 大さじ3
- **マヨネーズ** …… 大さじ1
- **MCTオイル** …… 大さじ3
- **バルサミコ酢** …… 大さじ1
- **にんにく（おろし）** …… 小さじ1
- **しょうが（おろし）** …… 小さじ1
- **塩** …… 小さじ1/4
- **粉チーズ** …… 大さじ1

作り方

1 材料すべてをミキサーに入れ、かくはんする。

2 清潔な保存容器に入れ、冷蔵庫で保存する。

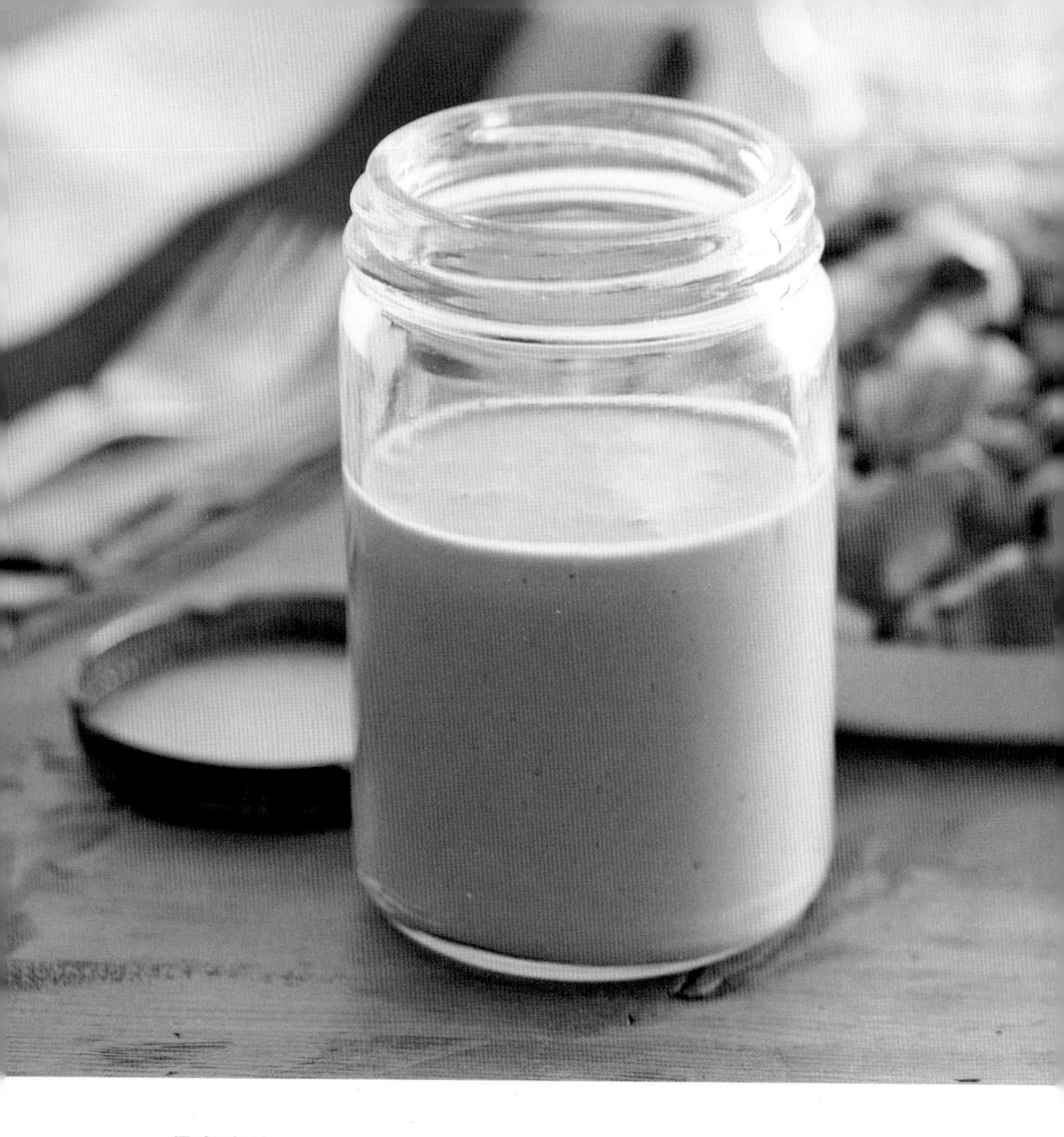

保存方法

熱湯消毒し、完全に乾かした密閉容器で保存してください。冷蔵庫に入れれば1週間から10日程度もちます。

POINT

豆乳とMCTオイルを使うことで、糖質もカロリーも抑えながらもクリーミーで満足度の高い味わい。サラダなどの生野菜との相性も抜群です。ミキサーがない場合は、空きビンに材料をすべて入れ、全体が乳化して黄色っぽくなるまで、ビンをしゃかしゃか振って作りましょう。

このドレッシングが大変身！ アレンジレシピを次ページからご紹介

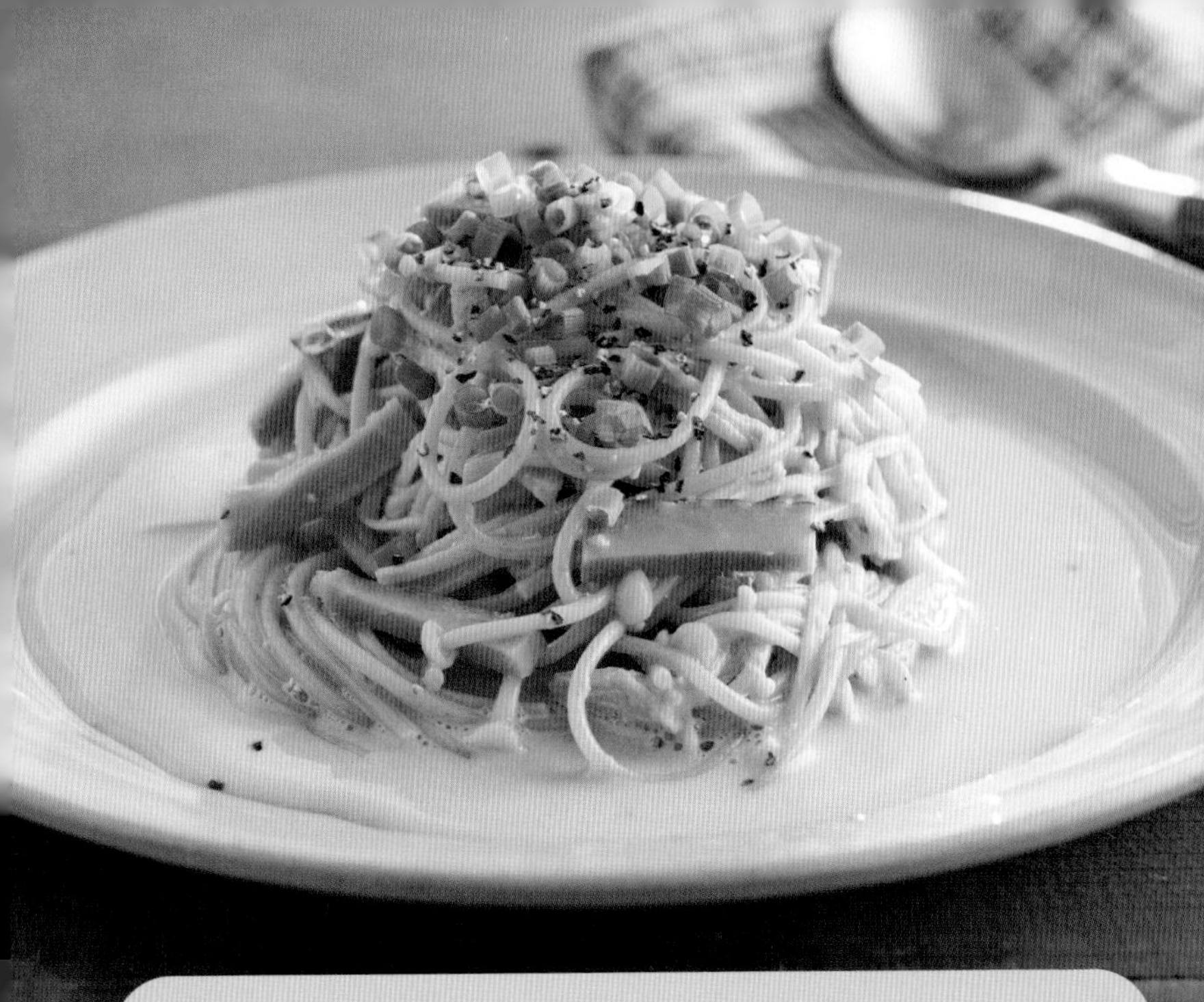

燃えドレ(洋風)アレンジレシピ 1

全粒粉パスタのコクうまカルボナーラ

糖質(1人分) 39.5g

材料 2人分

- **全粒粉パスタ** ……… 100g
- **えのき** ……… 100g
- **ベーコン** ……… 3枚
- **万能ネギ(小口切り)** ……… 適量
- **粗びき黒コショウ** ……… 適量

[A]

- **卵** ……… 1個
- **卵黄** ……… 1個
- **豆乳** ……… 大さじ2
- **燃えドレ(洋風)** ……… 大さじ3
- **粉チーズ** ……… 大さじ2

作り方

1 鍋に湯を沸かし、塩(分量外)を入れる(少し塩気を感じる程度に)。

2 全粒粉パスタと、いしづきを切りほぐしたえのきを1の鍋でゆでる。ゆであがる少し前に、短冊に切ったベーコンを入れ、さっとゆでる。全部一緒にざるに取り出す。

3 ボウルに[A]を混ぜ合わせ、2を入れてからめる。

4 器に盛り、万能ネギと黒コショウを散らす。

燃えドレ（洋風）アレンジレシピ 2

燃え燃えタルタルソース

糖質（1人分） 4.1 g

材料 2人分

- **お好みの野菜** ………… 適量
- **たまねぎ（みじん切り）** … 1/4個
- **燃えドレ（洋風）** ………… 50mℓ
- **いぶりがっこ（みじん切り）** ………………………… 20g

作り方

1 野菜はスティック状に切る。

2 たまねぎは水にさらしてざるにあげ、キッチンペーパーで水気をとる。

3 燃えドレ（洋風）、2、いぶりがっこを混ぜ合わせ、野菜につけて食べる。

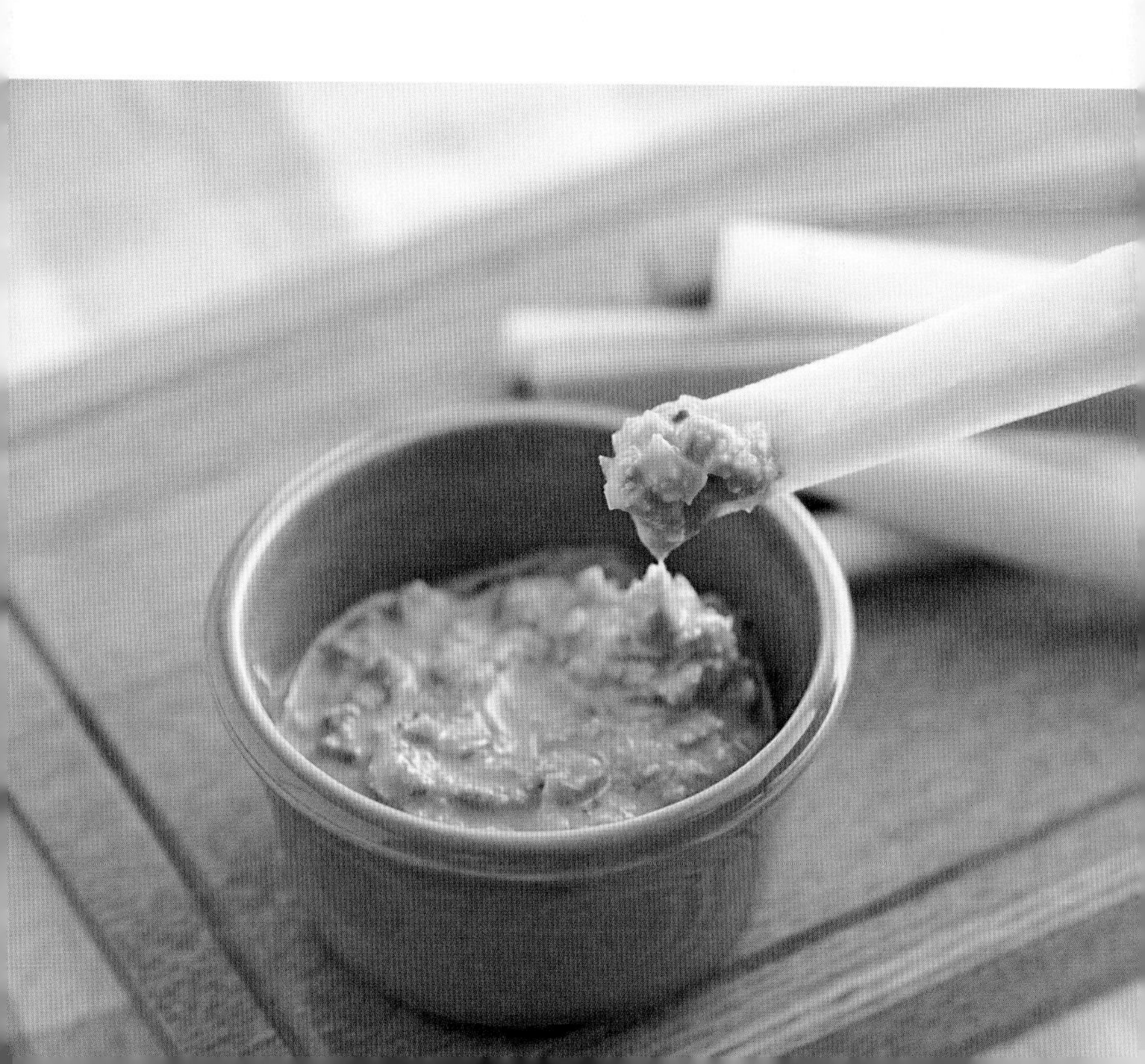

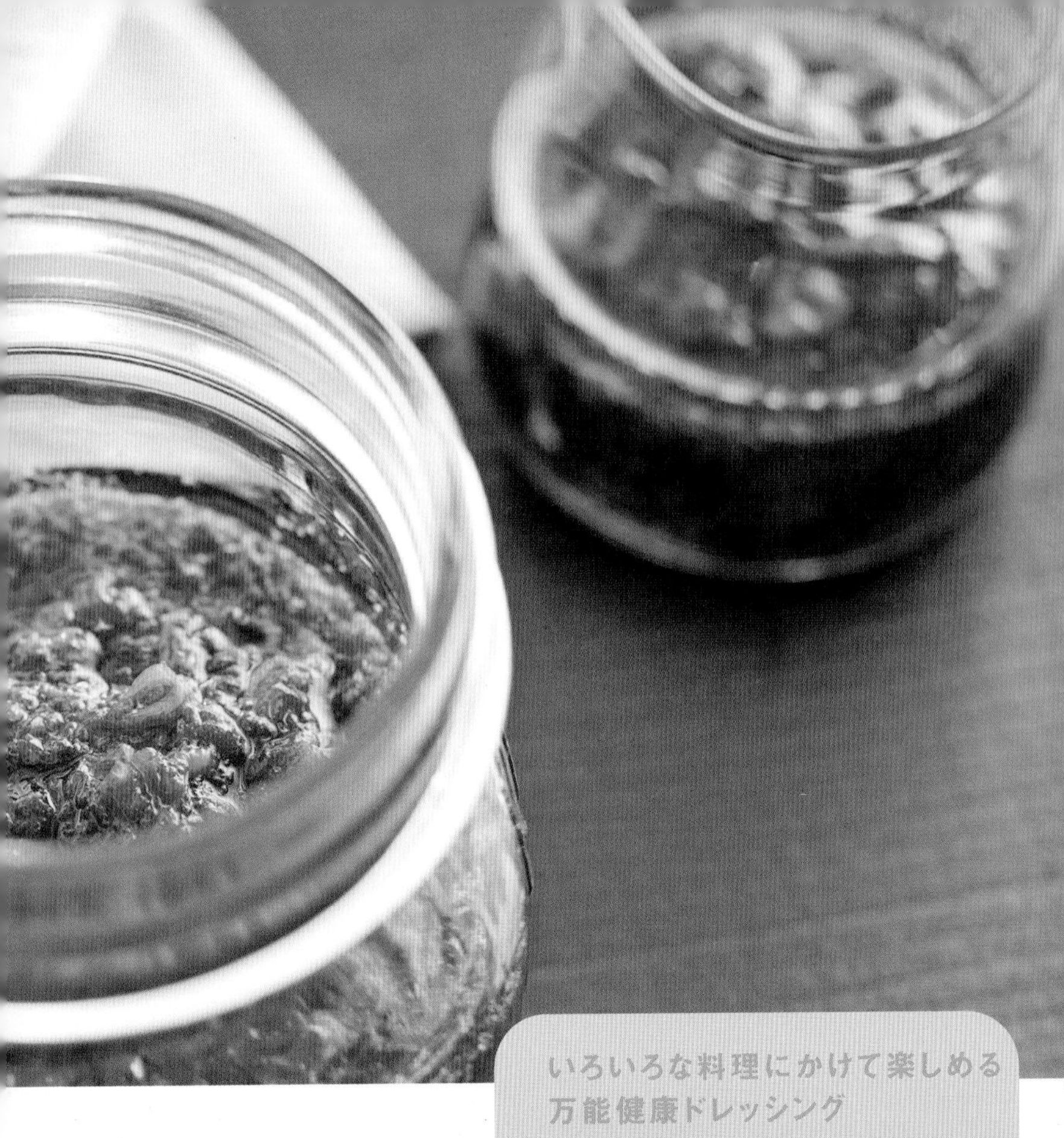

いろいろな料理にかけて楽しめる
万能健康ドレッシング

燃えるドレッシング［和風］

糖質（大さじ1杯） 2.5 g

材料　作りやすい分量

- たまねぎ（すりおろし）……1/4個
- 醤油……大さじ2
- バルサミコ酢……大さじ1
- しょうが（おろし）……1片
- みりん……大さじ2
- 塩……小さじ1/5
- かつお節……1パック（2～3g）
- MCTオイル……大さじ1

作り方

1 材料をすべてボウルに入れ、混ぜる。

2 清潔な保存容器に入れ、冷蔵庫で保存する。

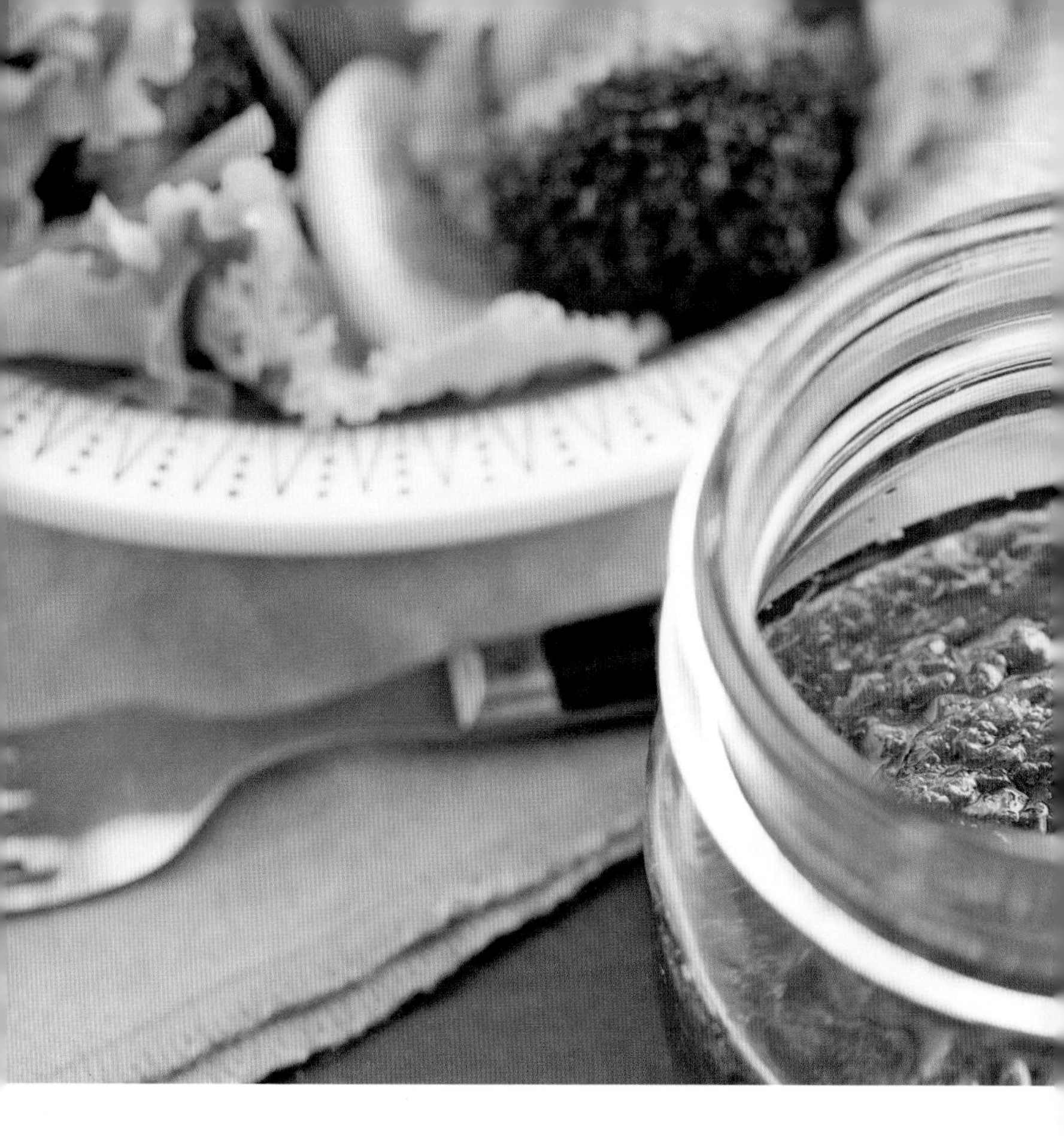

保存方法

熱湯消毒し、完全に乾かした密閉容器で保存してください。冷蔵庫に入れれば大体1週間から10日程度もちます。

POINT

ブレンダーで全部を混ぜると、たまねぎの食感がなくなり泡立ってしまうので、たまねぎはおろし金を使っておろすのがおすすめ。たまねぎやしょうがのほのかなピリ辛味が、お肉など、野菜以外の食材にも相性バッチリの万能系ドレッシングです。

このドレッシングが大変身！アレンジレシピを次ページからご紹介

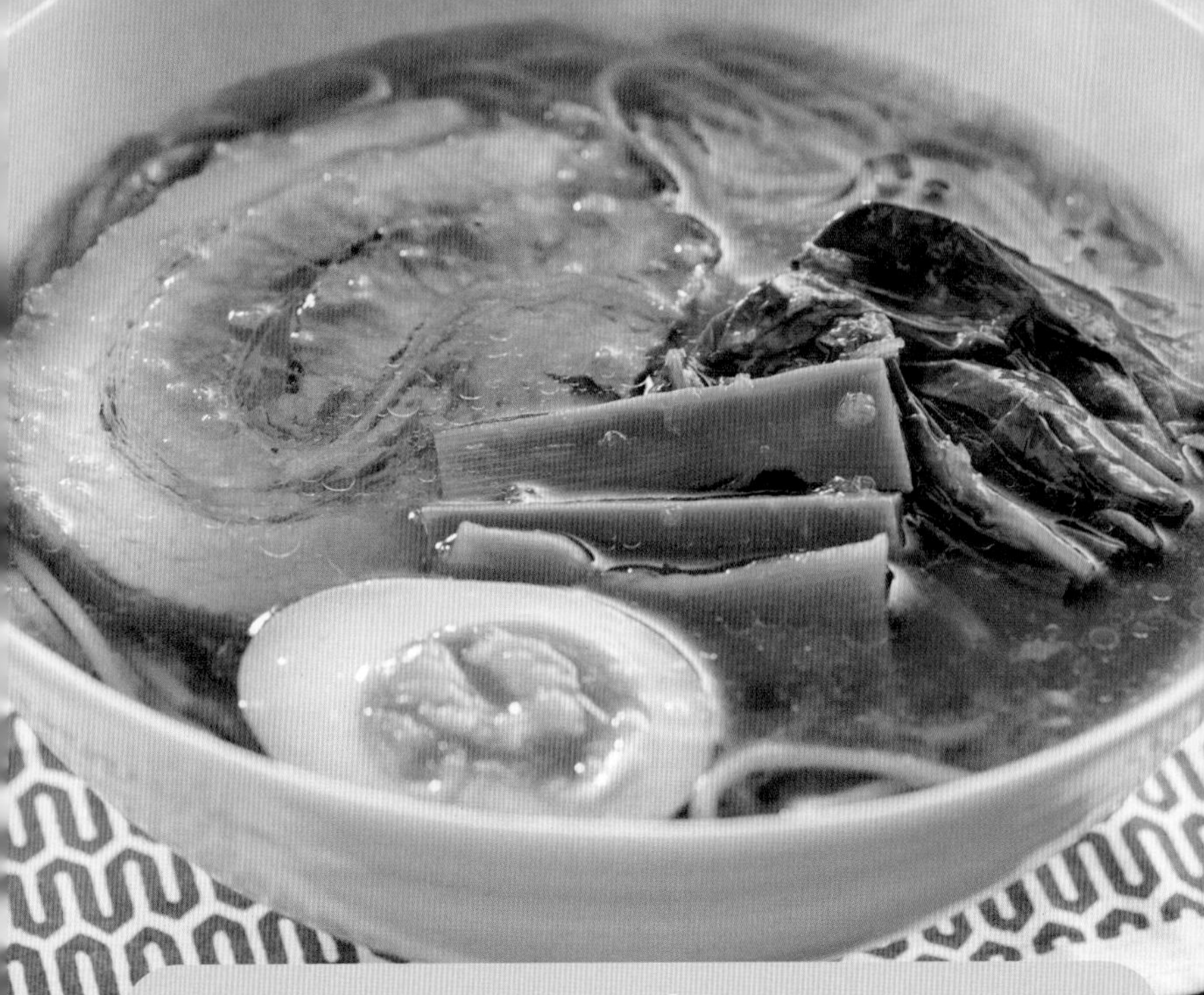

燃えドレ(和風)アレンジレシピ 1

「燃えドレ」ラーメン

糖質(1人分) 14.6g

材料 1人分

- **こんにゃく麺** …… 1玉
- **煮卵(市販)** …… 1/2個
- **メンマ** …… 適量
- **ほうれん草(ゆで)** …… 適量
- **チャーシュー** …… 1枚

[A]

- **燃えドレ(和風)** …… 大さじ4
- **鶏がらスープの素** …… 小さじ2
- **湯** …… 300mℓ

作り方

1 こんにゃく麺、[A]を鍋に入れて中火にかけ、2〜3分煮る。

2 器に盛り、煮卵、メンマ、ほうれん草、チャーシューをトッピングする。

燃えドレ(和風)アレンジレシピ 2

高タンパクの食べる筋トレサラダ

糖質(1人分) 12.6g

材料 2人分

- 牛こま肉 …… 200g
- ブロッコリー(ゆで) …… 1株
- 紫キャベツ(千切り) …… 100g
- トマト(くし切り) …… 2個
- ゆで卵(輪切り) …… 1個

[A]

- だし汁 …… 200mℓ
- 燃えドレ(和風) …… 50mℓ

作り方

1 鍋に牛こま肉と[A]を入れて中火にかけ、ときどきほぐしながら、煮汁がなくなるまで煮る。

2 器にブロッコリー、紫キャベツ、トマト、1を盛りつけ、ゆで卵をのせる。

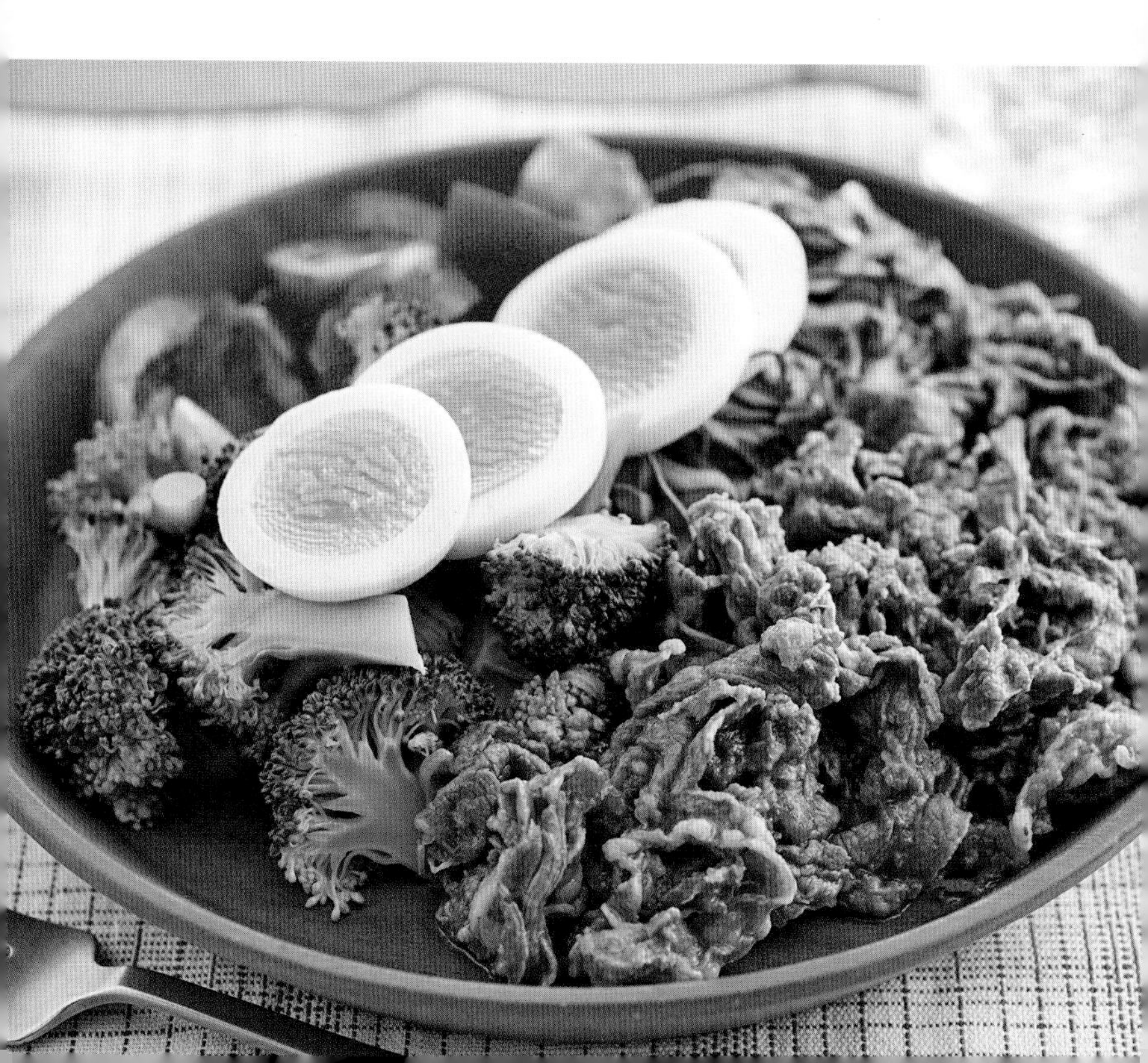

華やかな風味と香り

MCT
シーズニング
オイル

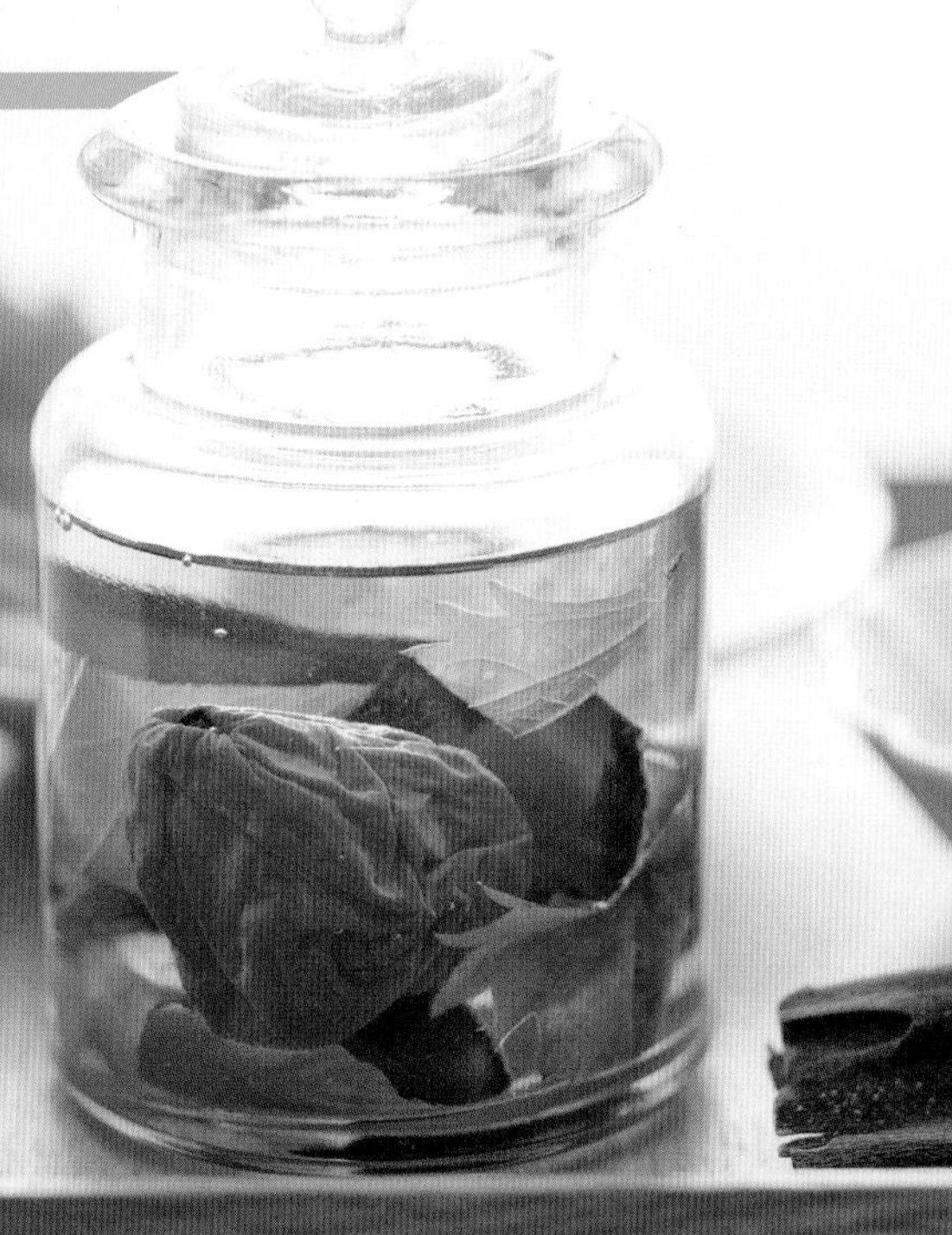

スパイスやハーブをポンッと入れるだけで、料理がさらにひきたつシーズニングオイルに。ここでは、和・洋・中それぞれのシーズニングオイルの作り方を紹介していきます。

※MCTオイルの量は40～50mℓ（大さじ3～4杯）程度でつくるのがおすすめです。一度に大量につくると酸化しやすくなりますので、少量ずつつくるようにしましょう。

梅昆布MCTオイル

材料 作りやすい分量

- **梅干し** …… 2個
- **昆布** …… 少々
- **しそ** …… 1枚
- **MCTオイル** …… 40〜50mℓ

作り方

清潔な保存ビンに材料をすべて入れ、冷蔵庫で1日置く。冷蔵庫で約2週間ほど保存可能。

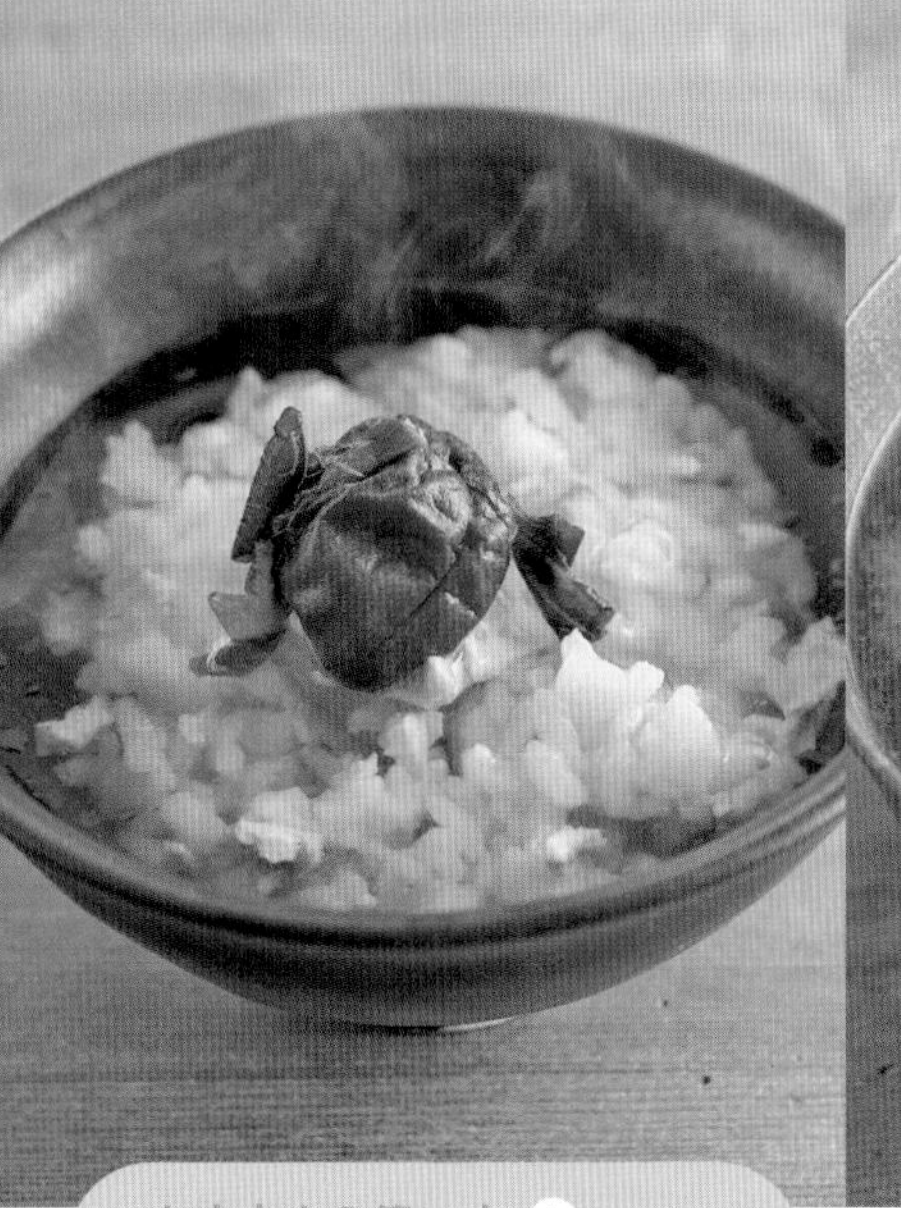

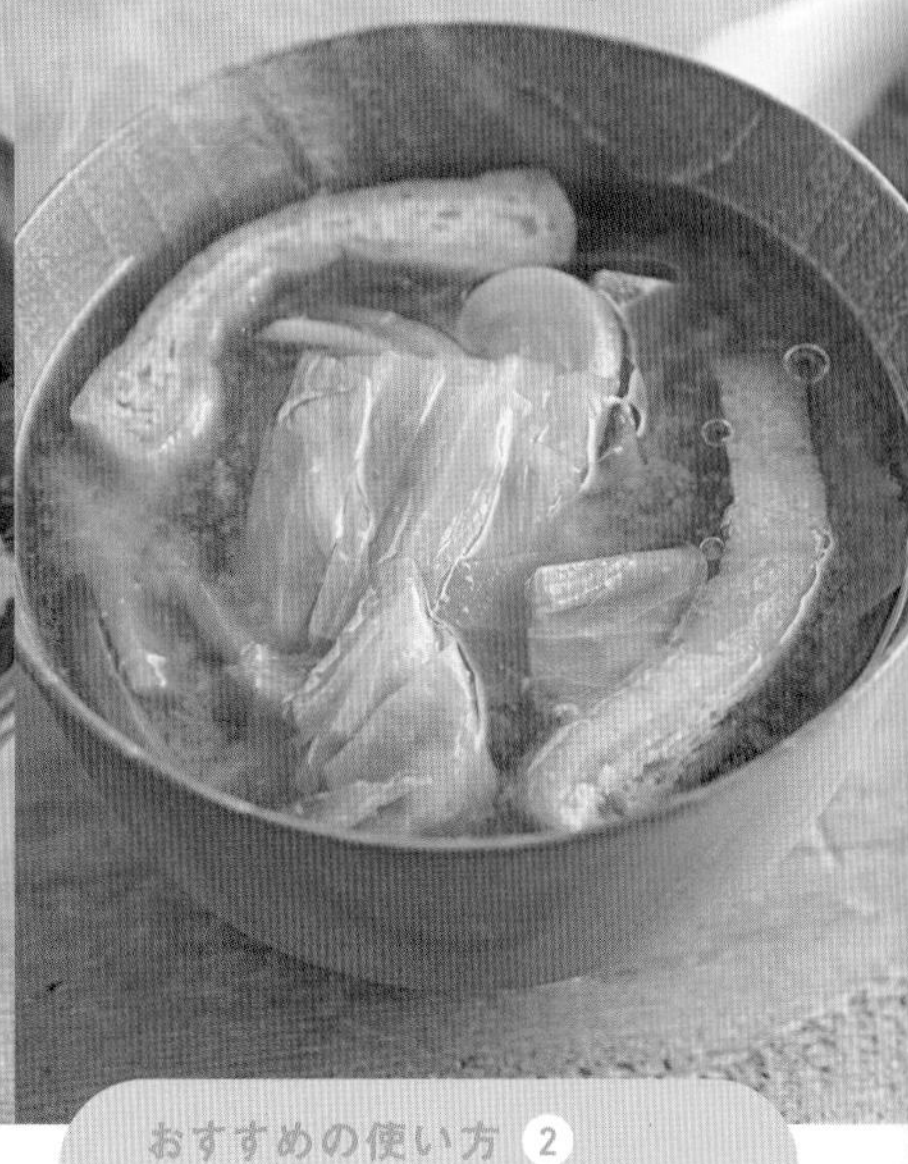

おすすめの使い方 1

お茶漬け

おすすめポイント

普段どおりお茶漬けをつくり、オイルに付け込んでいた具をのせます。仕上げにオイルを入れて混ぜるでも可。

おすすめの使い方 2

みそ汁

おすすめポイント

普段どおりに作ったみそ汁に、梅昆布MCTオイルをかけるだけ。しそと梅の香りでさやわかさがアップし、箸も進みます。漬け込んでいた梅を取り出して、ほぐし入れても栄養素&満腹感もアップします。

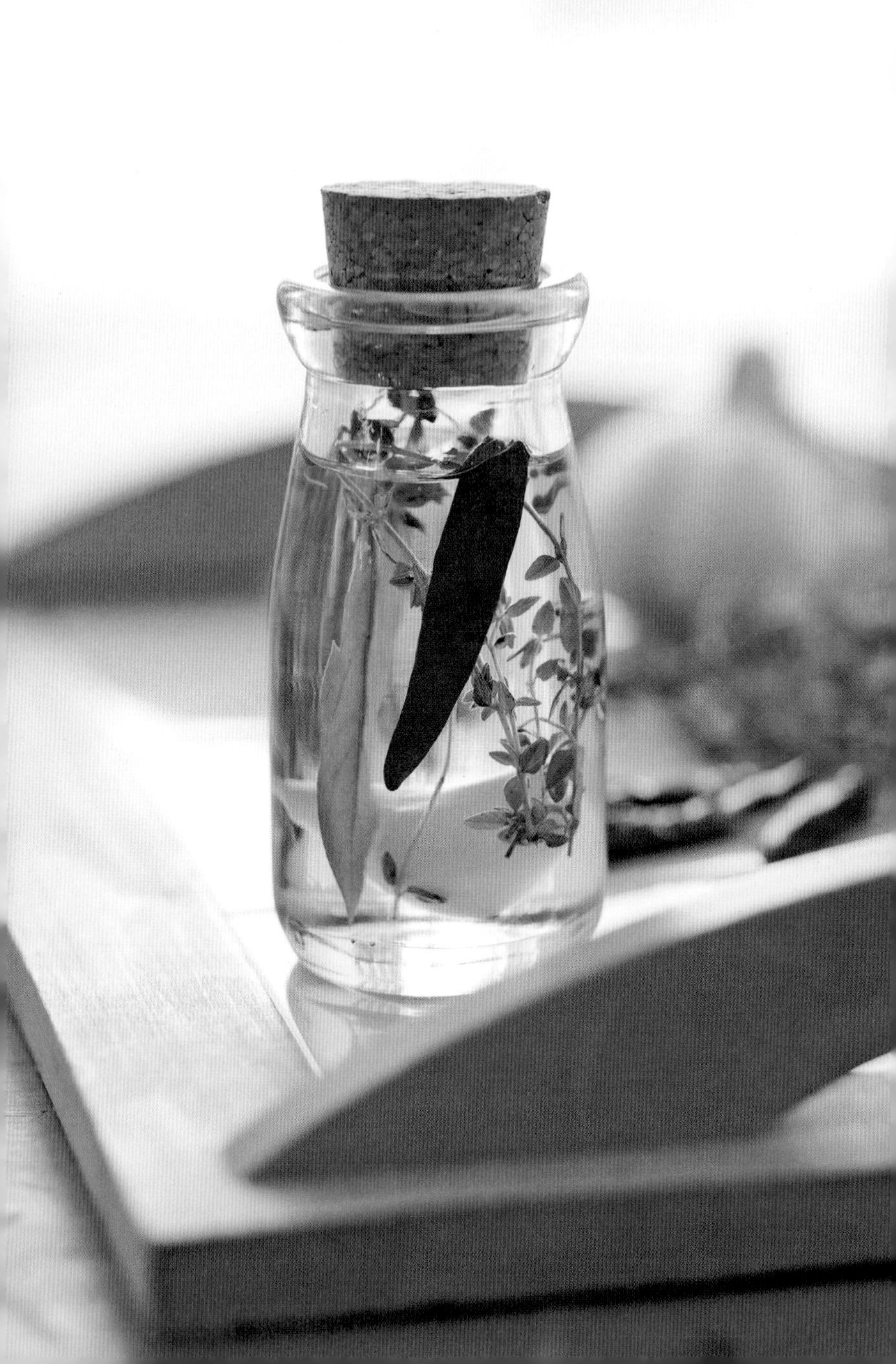

フレッシュハーブMCTオイル

材料 作りやすい分量

- タイム……1～2枝
- ローリエ……1枚
- 唐辛子……1本
- にんにく（薄切り）……1枚
- MCTオイル……40～50mℓ

作り方

清潔な保存ビンに材料をすべて入れ、冷蔵庫で1日置く。冷蔵庫で約2週間ほど保存可能。

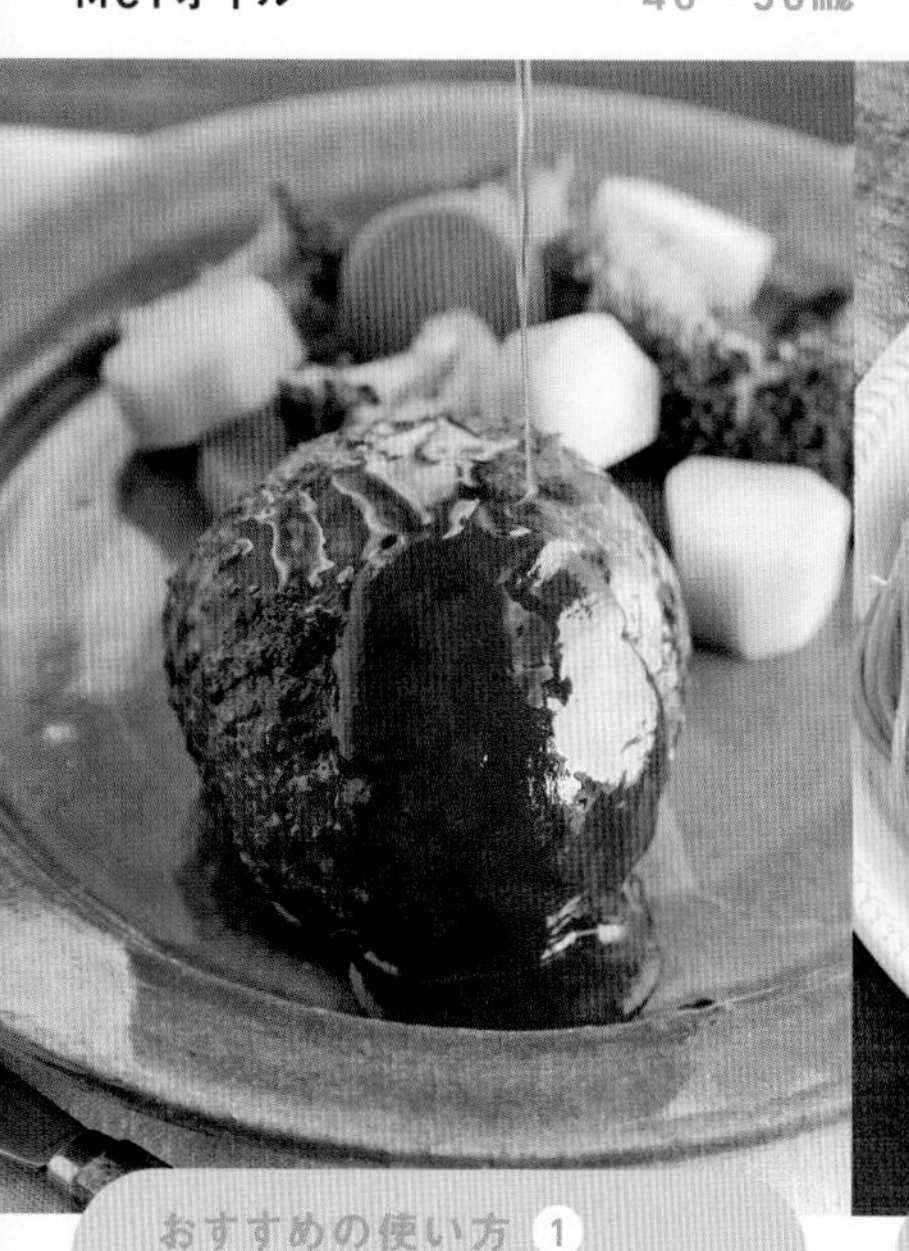

おすすめの使い方 1

ハンバーグ

おすすめポイント

ハンバーグソースの上から、フレッシュハーブMCTオイルをさらにひとたらしするように、ハンバーグにかける。

おすすめの使い方 2

ペペロンチーノ

おすすめポイント

ゆであがったパスタにパセリ（みじん切り）、にんにく（すりおろし）とフレッシュハーブMCTオイルをかけ、混ぜる。フライパンでパスタを炒めないのがヘルシーに仕上げるポイントです。

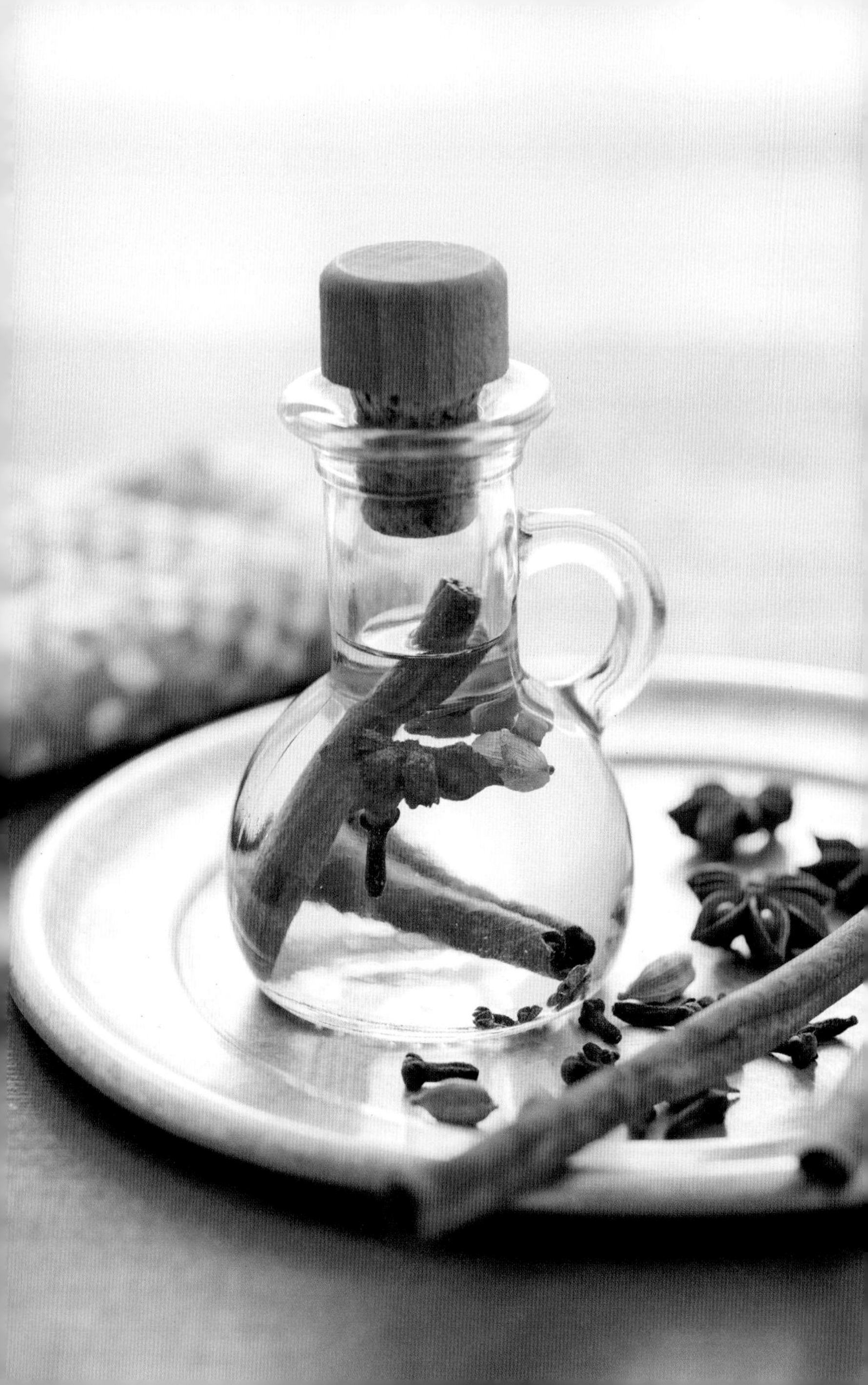

中華風・スパイスMCTオイル

材料 作りやすい分量

- **シナモン（スティック）**……長さ4センチ1片
- **八角**……1個
- **クローブ**……3粒
- **しょうが（スライス）**……2～3枚
- **MCTオイル**……40～50mℓ

作り方

清潔な保存ビンに材料をすべて入れ、冷蔵庫で1日置く。冷蔵庫で約2週間ほど保存可能。

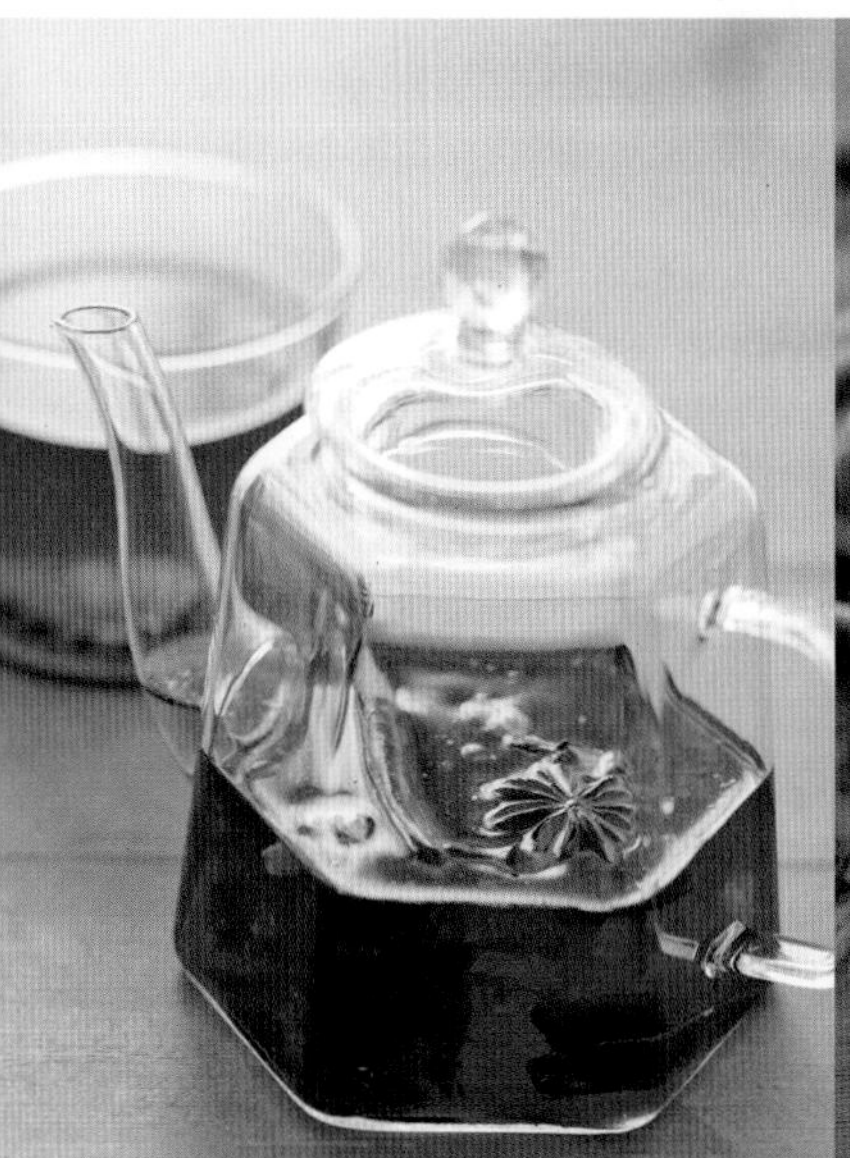

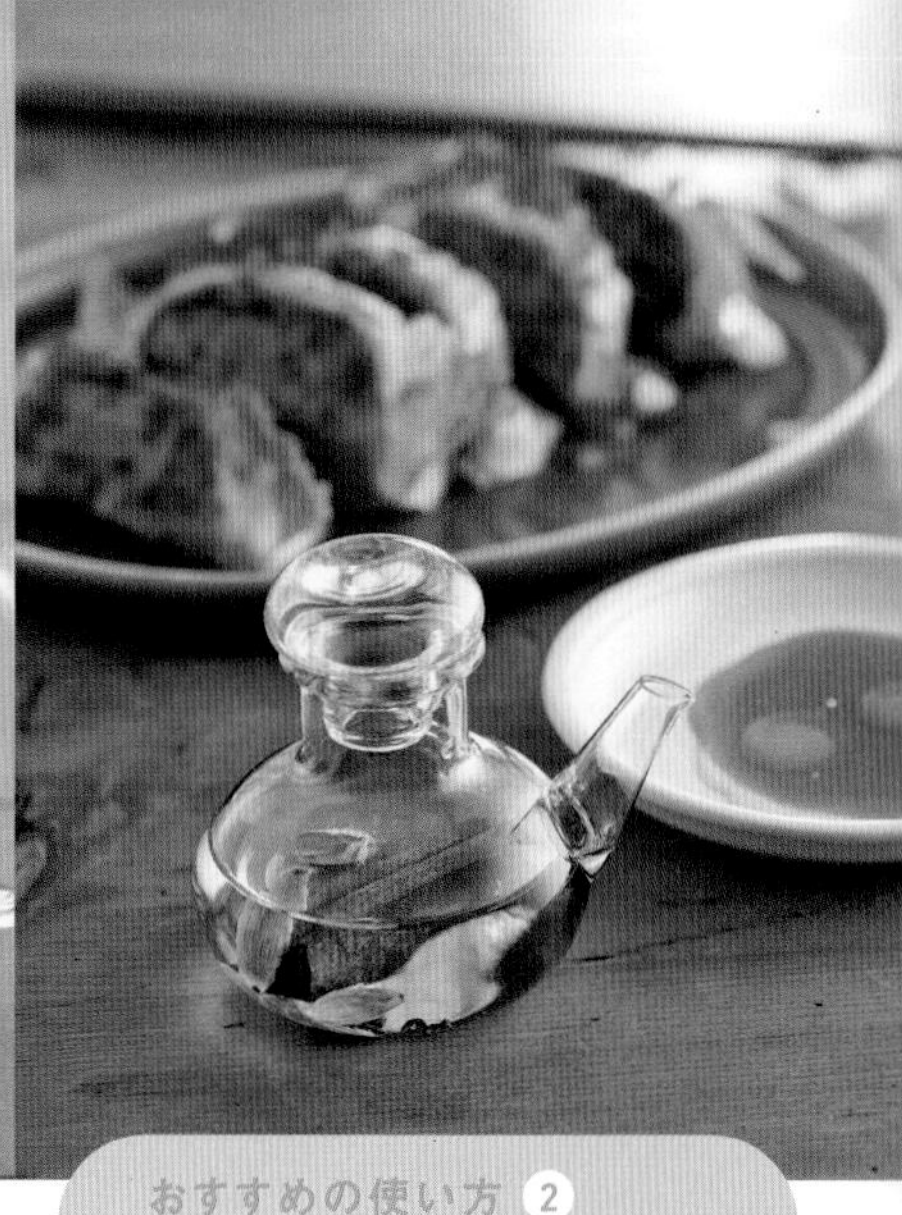

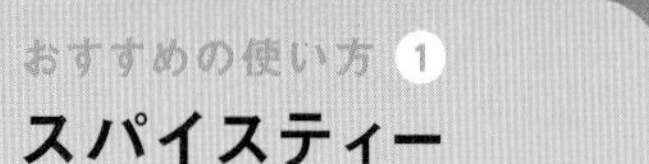

おすすめの使い方 1

スパイスティー

おすすめポイント

オイルに漬け込んでいたスパイス類を取り出す。小鍋にティーバッグとスパイス類、水を入れ、よく煮だすと香り豊かなお茶に。

おすすめの使い方 2

餃子

おすすめポイント

いつもの餃子のお供・酢醤油に、スパイスオイルを混ぜるだけ。香りがより豊かになり、食欲を増進します。

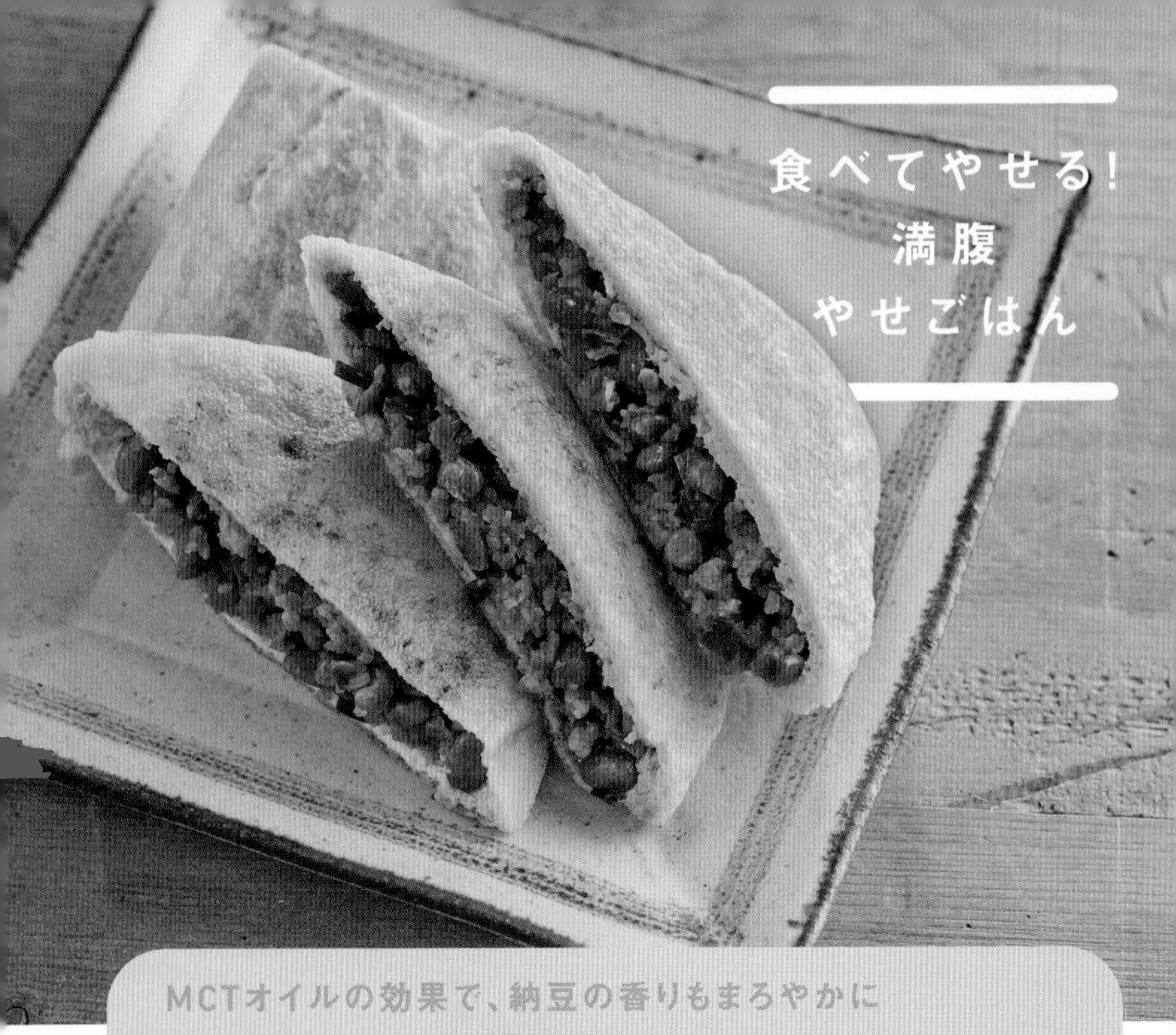

MCTオイルの効果で、納豆の香りもまろやかに

納豆そぼろの福袋焼き

糖質(1人分) 5.8 g

材料 2人分

- **鶏ひき肉** …… 100g
- **にんじん(みじん切り)** …… 10g
- **にんにく(すりおろし)** …… 小さじ1/2
- **醤油** …… 大さじ1
- **みりん** …… 大さじ1
- **酒** …… 大さじ1
- **にら(小口切り)** …… 2〜3本
- **納豆** …… 1パック
- **MCTオイル** …… 小さじ2
- **油揚げ** …… 2枚

作り方

1 小鍋に鶏ひき肉、にんじん、にんにく、醤油、みりん、酒を入れ、全体を混ぜてから中火にかけ、汁けがなくなるまで炒める。

2 火を止め、にらと納豆、納豆の添付のたれとからし、MCTオイルを加えてよく混ぜる。

3 油揚げを半分に切って袋状にし、中に2を詰める。

4 フライパンに3を並べ、フライ返しで押さえつけるようにして中火で両面に焼き色をつける。

5 半分の大きさに切り、器に盛る。

最高の健康丼ぶり

豆腐のとろーり親子丼

糖質（1人分） 49 g

材料 2人分

- たまねぎ …… 1/4個
- 鶏むね肉 …… 100g
- 卵 …… 3個
- MCTオイル …… 小さじ2
- 豆腐ごはん（作り方は104ページ参照） …… 適量
- 青ネギ（刻み） …… 適量
- 七味唐辛子 …… 適量

[A]

- みりん …… 大さじ1
- めんつゆ（3倍濃縮） …… 大さじ2
- 水 …… 大さじ3

作り方

1 たまねぎは薄切り、鶏むね肉はそぎ切り。

2 フライパンに[A]とたまねぎを入れてふたをし、2分ほど中火で煮る。

3 ふたを開けて鶏むね肉を加え、粗く溶きほぐした卵を半分回し入れ、再びふたをして1分煮る。

4 ふたを取り、残りの溶き卵を回し入れ、火を止め、MCTオイルを入れてふたをし、1分蒸らす。

5 どんぶりに豆腐ごはんを盛り、4をのせて青ネギを散らす。七味唐辛子をふる。

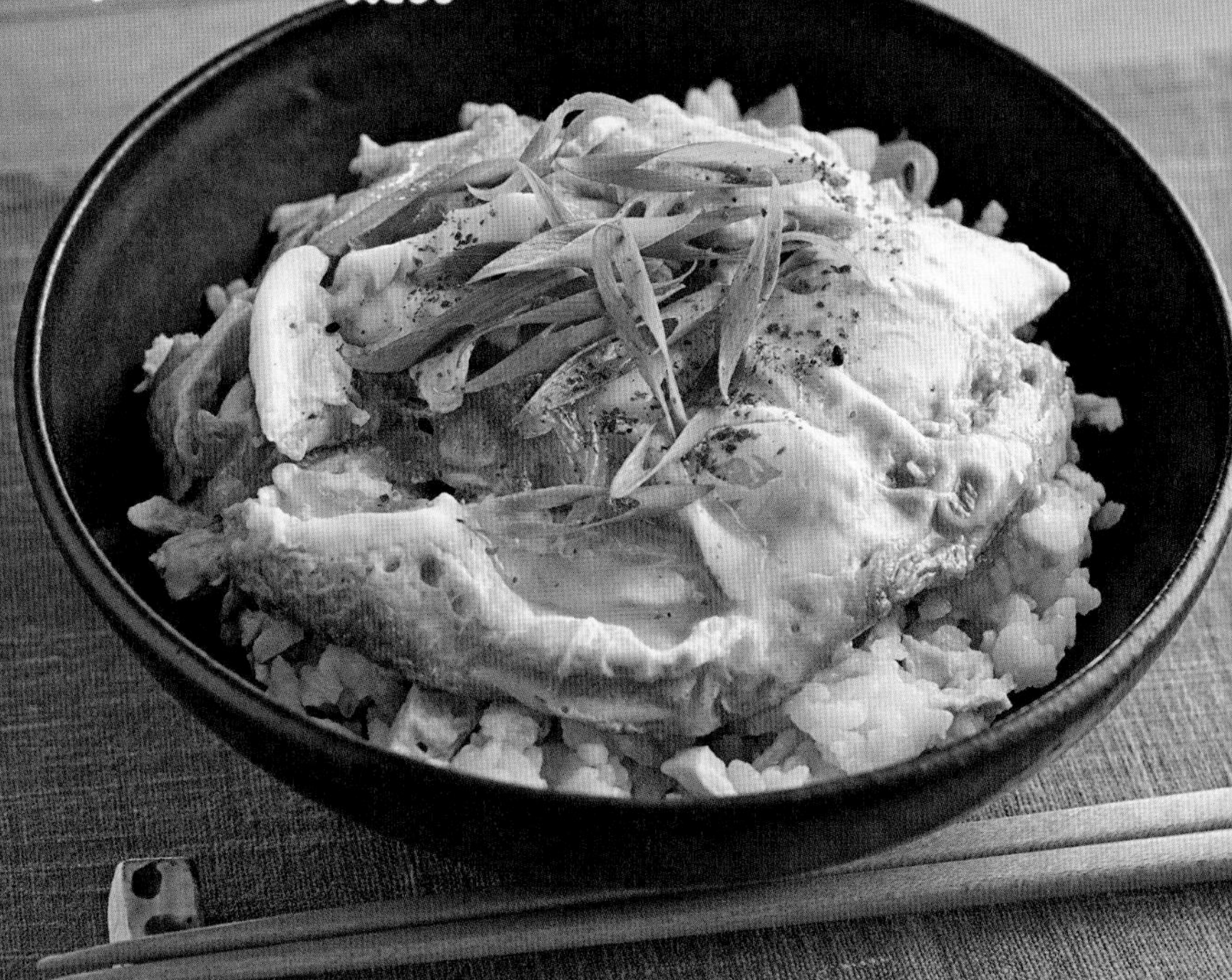

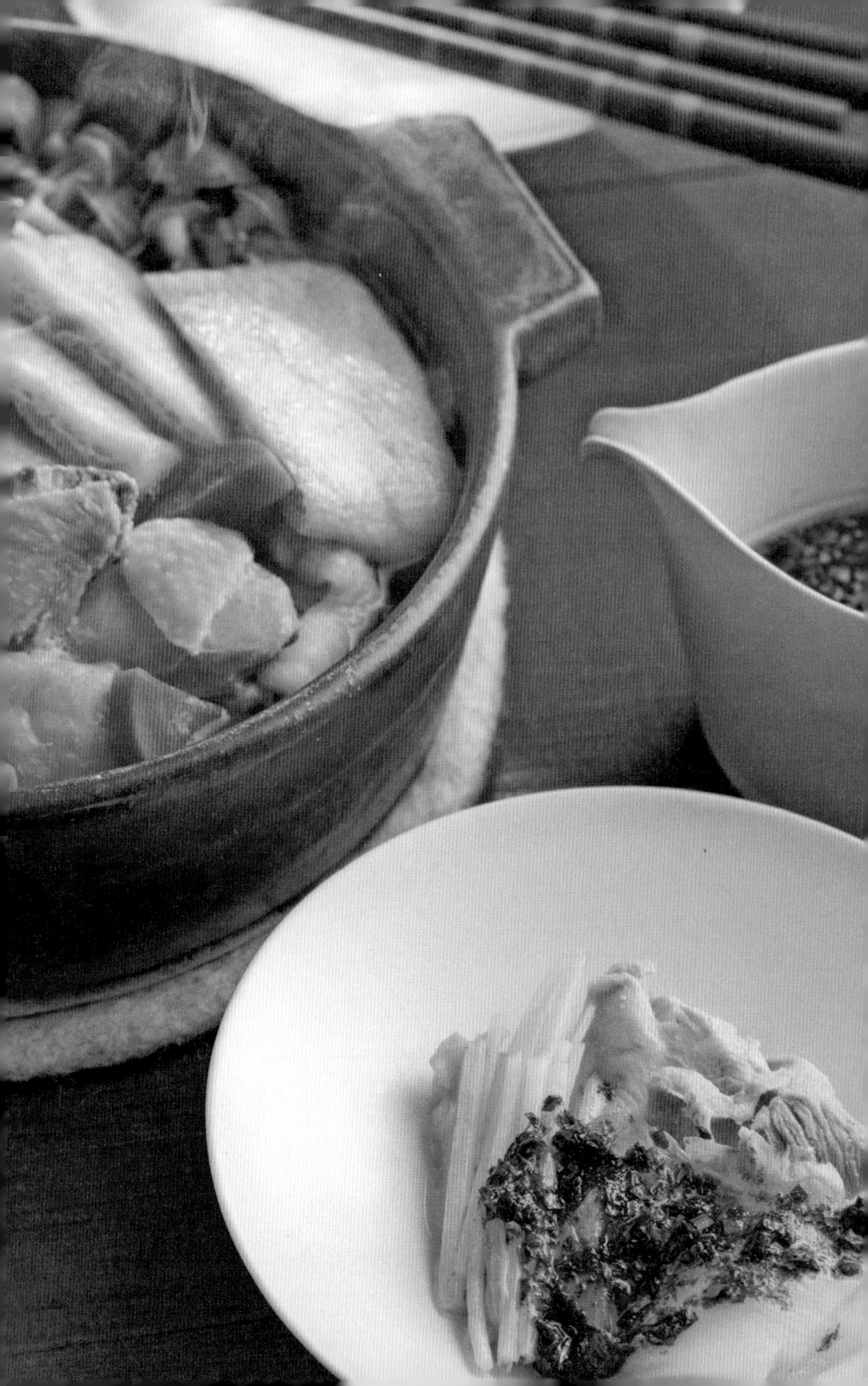

箸がもうどうにも止まらない♪

香りオイルだれの「やみつき」鍋

糖質（鍋具材含め1人分）11.2g

材料　つくりやすい分量・2～3人分

- 鶏モモ肉……1枚
- 塩……小さじ1
- 酒……大さじ1
- 白菜……1/8株
- ネギ……1本
- しめじ……1/2パック
- 油揚げ……1枚
- 豆腐……1パック（150g）
- にんじん……20g

［たれ］

- MCTオイル……小さじ2
- 白だし……100mℓ
- しそ（みじん切り）……10枚
- あおのり……大さじ1

作り方

1 鶏もも肉は一口大に切り、塩と酒をふっておく。
2 白菜はざく切り、ネギは斜め切り、しめじはいしづきを切り落とし、小房に分ける。油揚げは短冊に切り、豆腐はひと口大、にんじんは半月切りにする。
3 鍋に水1ℓ（分量外）と1を入れ、中火にかける。煮立ってアクが出たら、取り除く。
4 鶏肉に火が通ったら、2を入れる。
5 ［たれ］の材料を混ぜ、取り皿に適量入れる。煮汁も適量入れ、具材につけながら食べる。

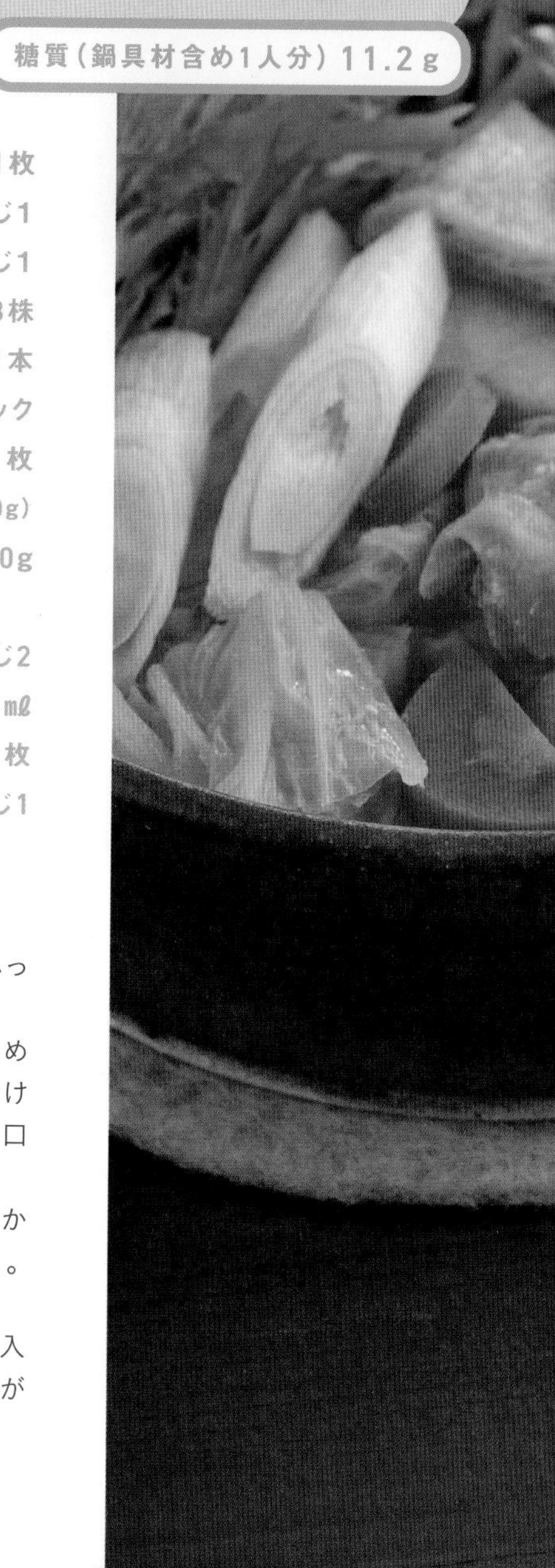

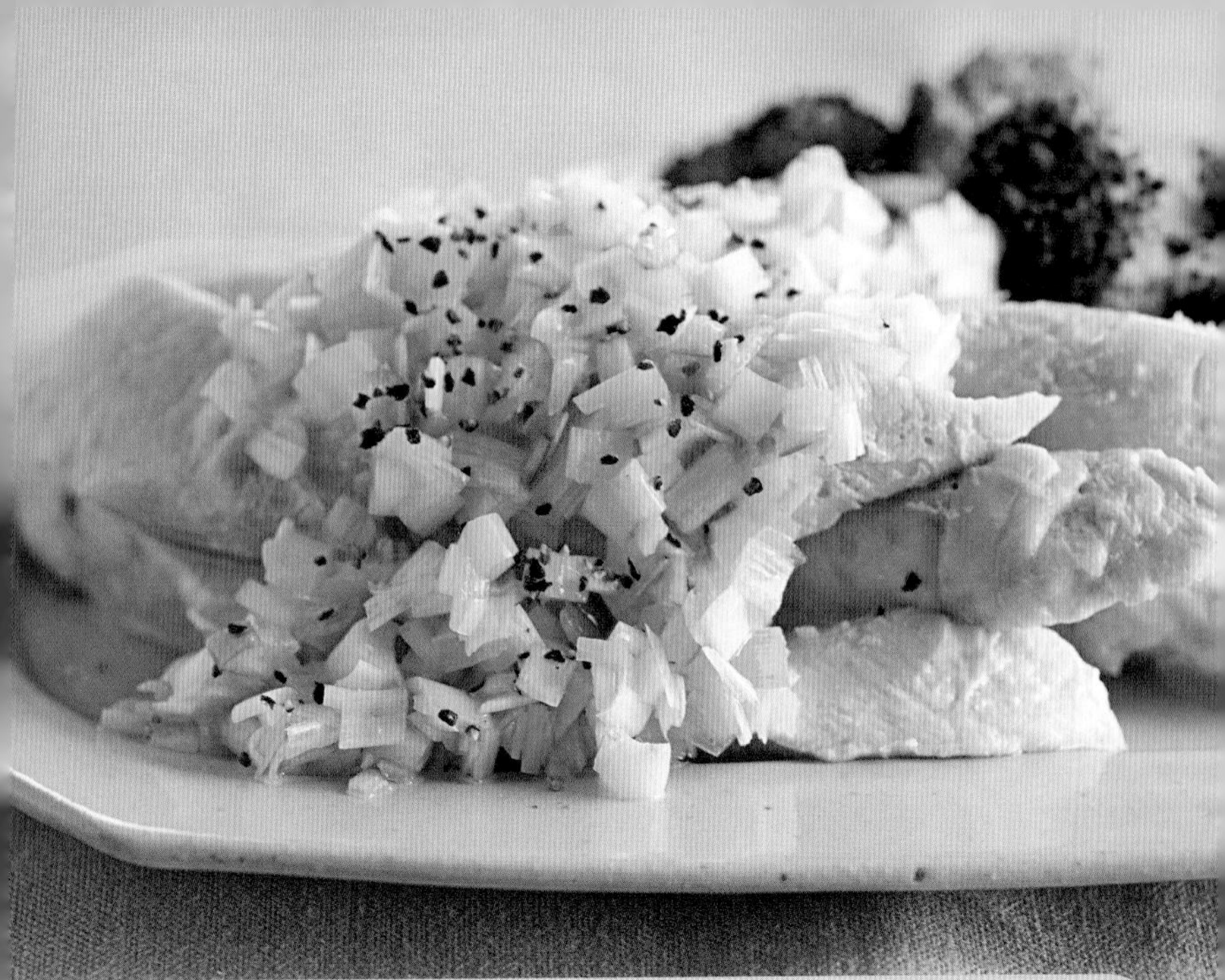

ヘルシーな鶏ささみをジューシーにいただく

鶏ささみのヘルシーネギ塩だれ

糖質（1人分） 4.7 g

材料 2人分

- **鶏ささみ** …… 4本
- **塩** …… 少々
- **酒** …… 少々
- **ブロッコリー（小房に分ける）** …… 1/4株（50g）

［A］

- **ネギ（みじん切り）** …… 1本分
- **鶏がらスープの素** …… 小さじ1
- **塩** …… 小さじ1/2
- **レモン汁** …… 大さじ1
- **MCTオイル** …… 小さじ2
- **粗びき黒コショウ** …… 適量

作り方

1 鶏ささみは縦半分に切る（筋のある場合は筋を取り除く）。塩、酒をふって耐熱皿に並べてラップをかけ、電子レンジで1分30秒加熱する。

2 ラップをとり、ささみの上下を返したら、すき間にブロッコリーを置き、再びラップをかける。1分加熱し、そのまま置き1分蒸らす。

3 ボウルに［A］を合わせ、2の汁も加え、よく混ぜる。

4 2を器に盛り、3をかける。

DHA×EPA×MCTオイル! 最強の脳活フード

コク増しサバ缶MCTマリネ

糖質(1人分) 11 g

材料 2人分

- なす……2本
- パプリカ(赤)……1/2個
- サバ水煮缶……1缶
- しょうが(千切り)……1/2片分
- MCTオイル……小さじ2

[A]

- めんつゆ(3倍濃縮)……大さじ2
- 水……大さじ3
- 米酢……大さじ1

作り方

1 なすは5㎜幅の輪切り、パプリカは細切りにする。

2 ボウルに1と[A]を入れてひと混ぜし、ラップをして電子レンジで4分30秒加熱する。

3 サバの水煮缶(汁ごと)、しょうが、MCTオイルを加えて器に盛る。

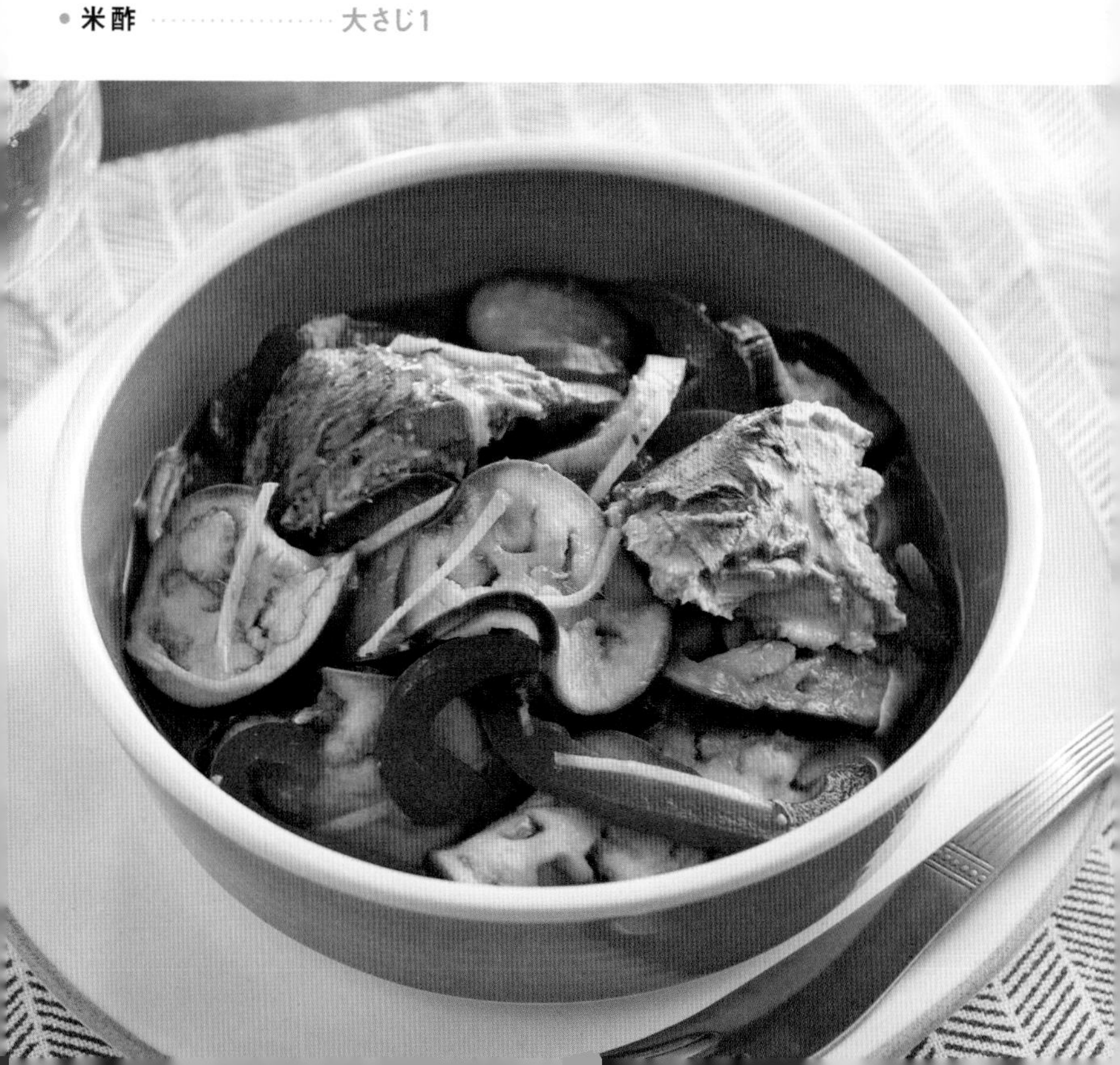

わさびの香りでお肉がススむ！　おもてなしやおつまみにも

わさび風味のローストビーフサラダ

糖質（1人分）4.1 g

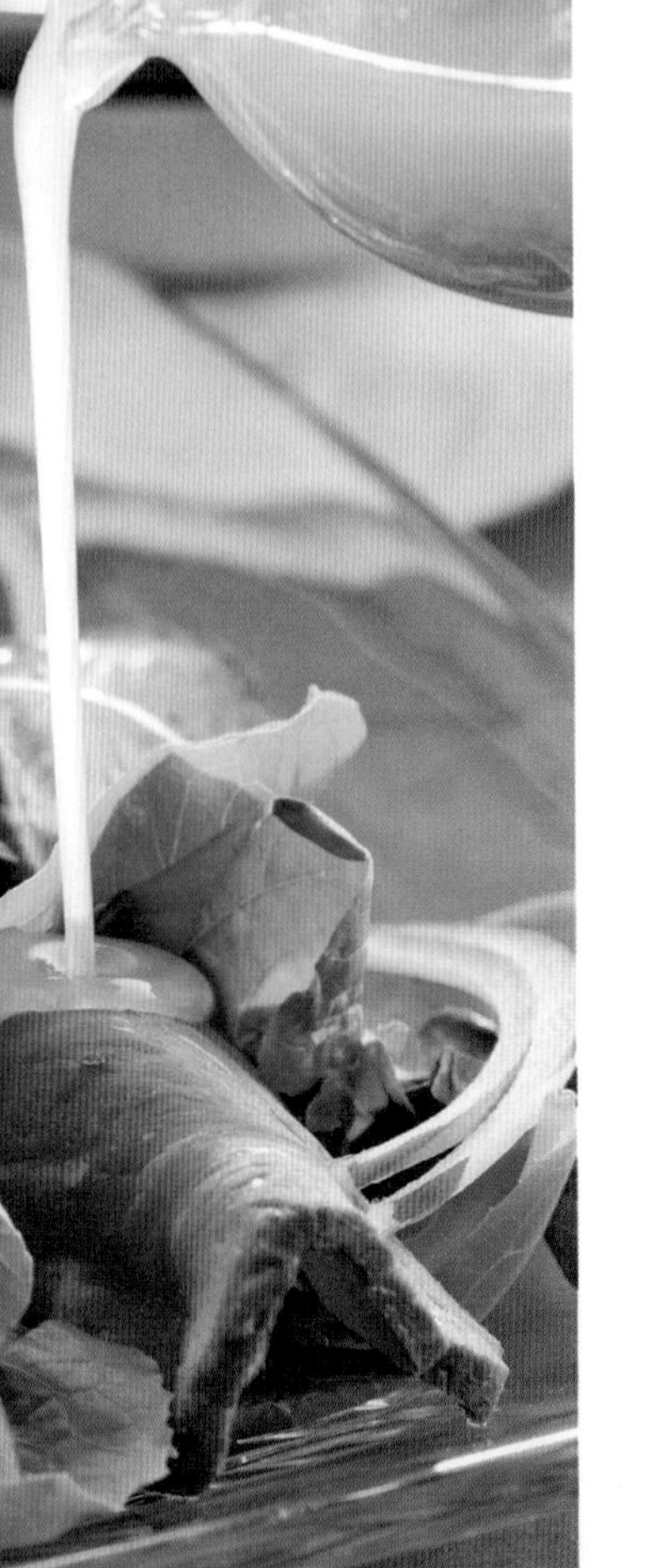

材料　2人分

- ベビーリーフなどお好みの葉野菜……100g
- ローストビーフ（市販）……150g
- 赤たまねぎ……1/8個

[A]

- おろしわさび……10g
- たまねぎ（すりおろし）……13g
- にんにく（すりおろし）……2g
- 塩……小さじ1/4
- 白ワイン酢……大さじ1
- こめ油……大さじ2
- MCTオイル……小さじ2

作り方

1 お好みの葉野菜は洗って水けをとる。市販のローストビーフと赤たまねぎは薄くスライスする。

2 [A]をボウルに入れ、混ぜ合わせる。

3 器に1を盛り、2を回しかける。

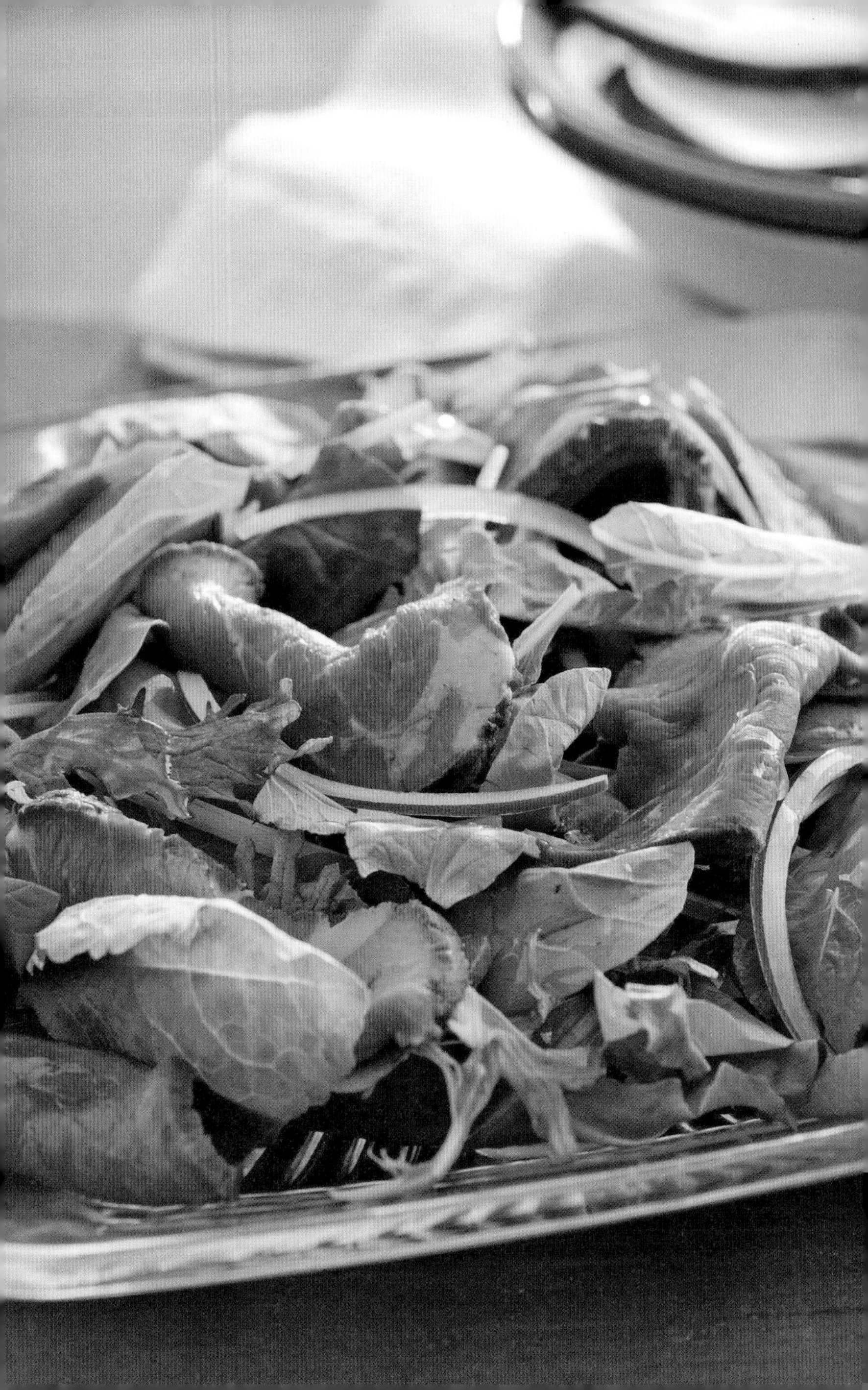

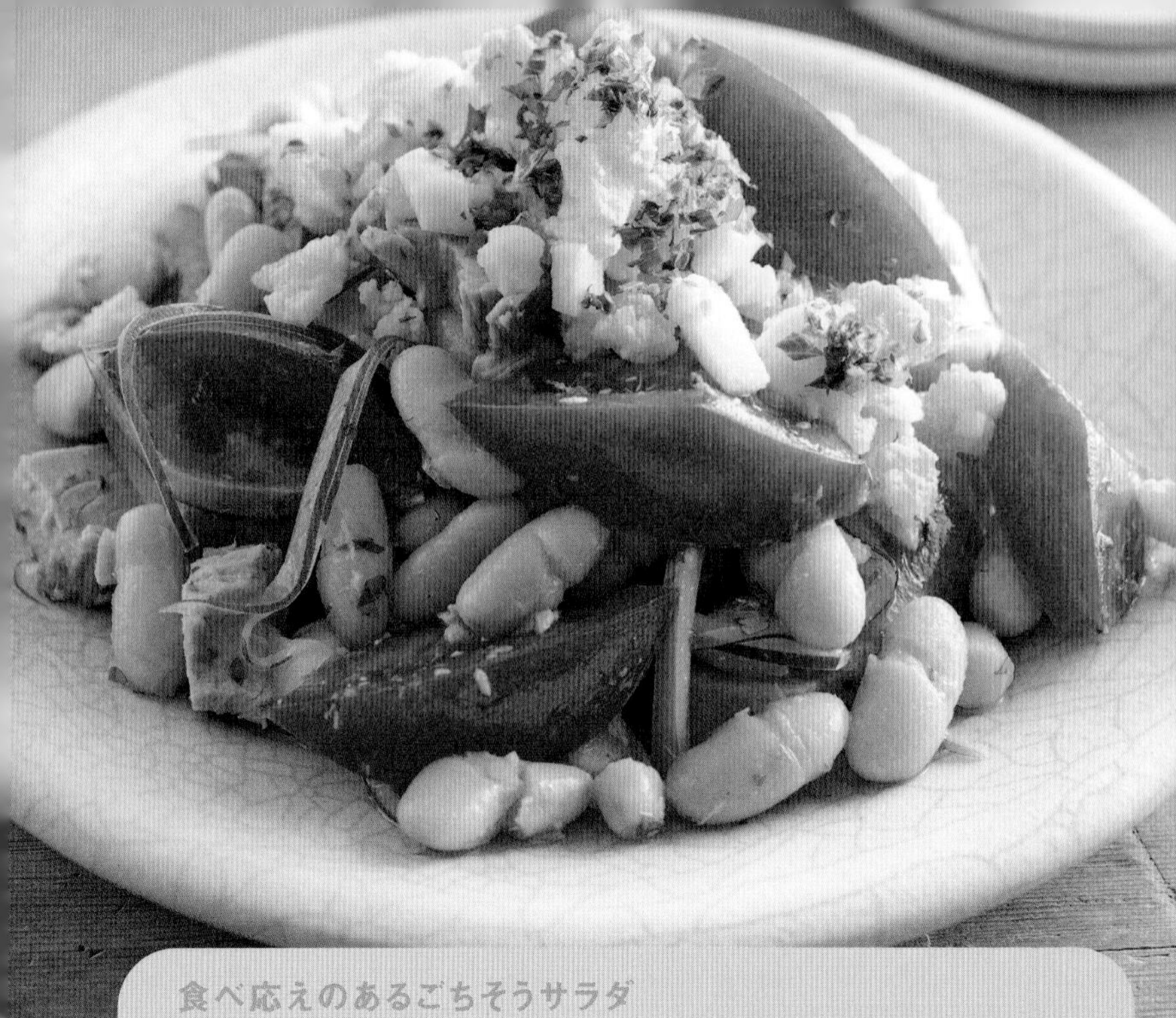

食べ応えのあるごちそうサラダ

白いんげん豆とツナのトスカーナ風サラダ

糖質（1人分）11.5g

材料 2人分

- 赤たまねぎ……1/10個
- ゆで卵……1個
- トマト……1個
- 白いんげん豆水煮缶 300g
- ツナ缶……小1缶
- パセリ……適量

[A]

- 塩……小さじ1/2
- 黒コショウ……適量
- MCTオイル……小さじ2

作り方

1 赤たまねぎは薄切り、ゆで卵は刻み、トマトはくし切りにする。白いんげん豆、ツナは缶詰から取り出し、汁けを軽く切る。

2 [A]を混ぜ合わせる。パセリはみじん切りにする。

3 器に1を盛り、[A]を回しかけ、パセリを散らす。

ゴロゴロ野菜をよく噛んで、満腹感アップ!

脂肪のおそうじスープ

糖質(1人分)12.5g

材料 2人分

- **キャベツ** …… 100g
- **たまねぎ** …… 1/2個
- **にんじん** …… 1/4本(50g)
- **セロリ** …… 1/2本(50g)
- **ブロッコリー** …… 1/4株
- **コンソメ(固形)** …… 1個
- **トマトジュース** …… 200mℓ
- **塩・こしょう** …… 各適量
- **MCTオイル** …… 小さじ2

作り方

1 キャベツはざく切り、たまねぎはくし切り、にんじんは輪切り、セロリは縦半分に切ってからぶつ切りにする。ブロッコリーは小房に分ける。

2 鍋に1と水400mℓ(分量外)とコンソメ、トマトジュースを入れてふたをし、中火で10分煮る。

3 塩・こしょうで味を調え、火を止めてからMCTオイルを加え、器に盛る。

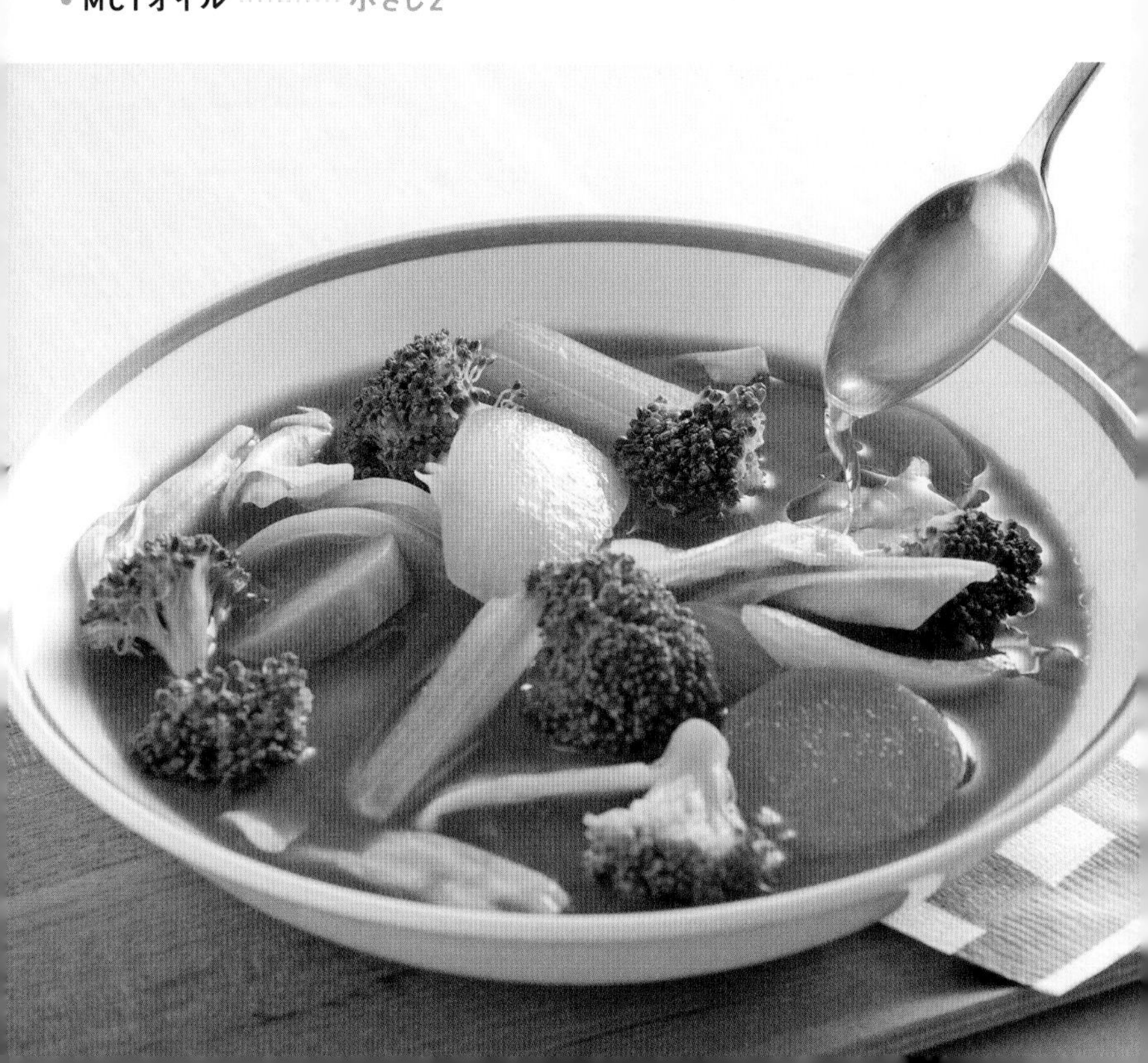

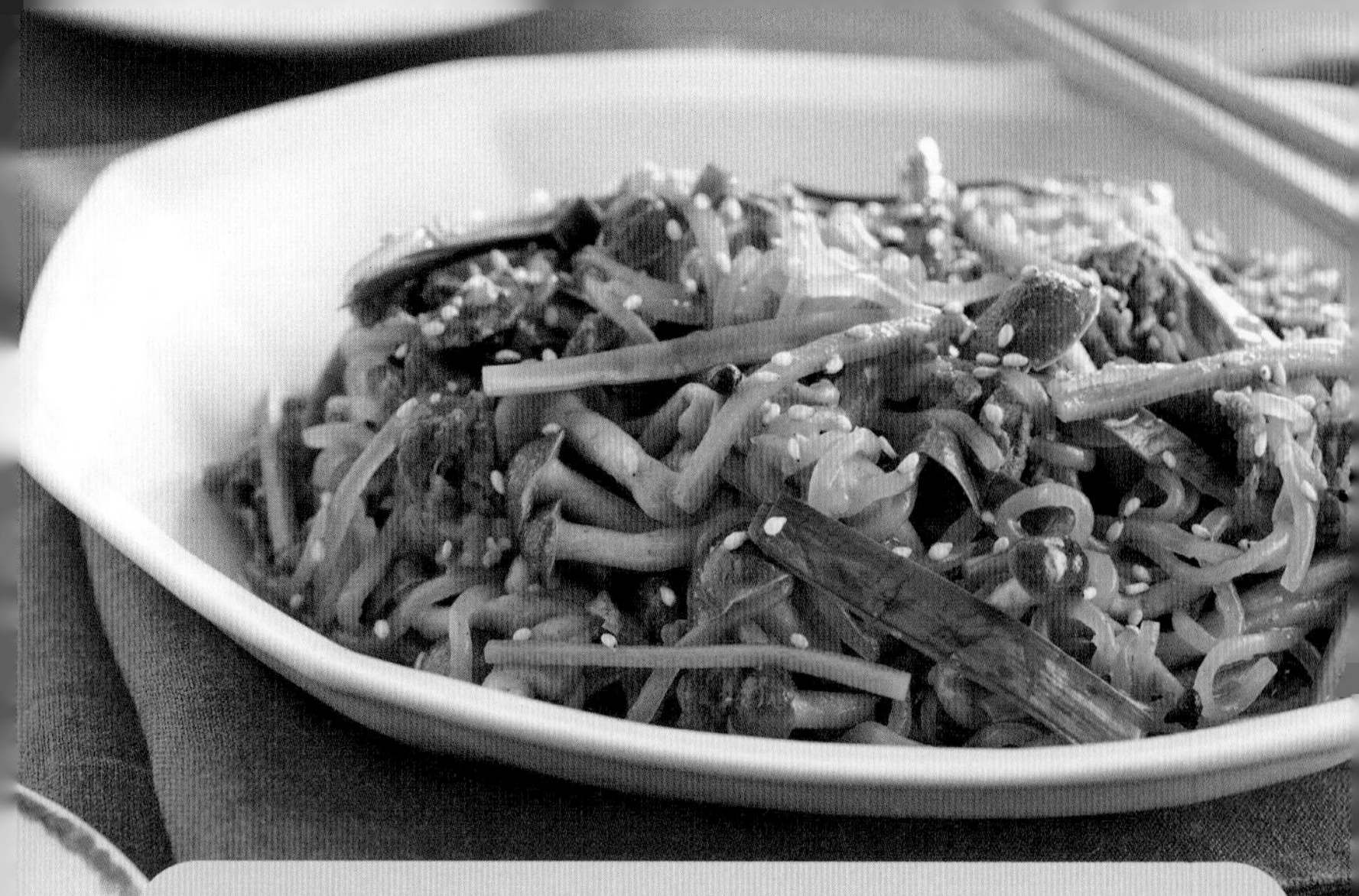

パンチのある味わいがおかずにもおつまみにも!

コリアン風しらたきチャプチェ

糖質(1人分) 14.2g

材料 2人分

- しらたき(あく抜き済) 1パック(160g)
- しめじ 1/2パック
- にんじん 20g
- にら 4〜5本
- 牛こま肉 100g
- MCTオイル 小さじ2
- ごま 適量

[A]

- 醤油 大さじ2
- みりん 大さじ2
- 酒 大さじ1
- コチュジャン 大さじ1/2
- にんにく(すりおろし) 小さじ1/2
- 粉寒天 小さじ1/2

作り方

1 しらたきは水けを切ってざく切りにする。しめじはいしづきを切り落とし小房に分け、にんじんは細切りにする。にらは4〜5センチ長さに切る。

2 耐熱容器に[A]と牛肉を入れてよく混ぜる。

3 2にしらたき、しめじ、にんじんを入れてサッと混ぜ、ラップをして電子レンジで5分加熱する。

4 ラップを外してMCTオイルとにらを混ぜ、再度ラップをして1分ほど置いて余熱で蒸らす。

5 器に盛り、ごまを散らす。

MCTオイルを贅沢に使ったからこその魅惑的なコク

牡蠣のMCTオイル漬け

糖質 12.2g

材料　作りやすい分量・2〜3人分

- 牡蠣（かき） ……… 200g
- オイスターソース ……… 大さじ1/2
- 紹興酒（しょうこうしゅ）（または酒） … 大さじ1
- 唐辛子 ……… 1本
- にんにく（つぶす） …… 1/2片
- MCTオイル ……… 適量（80㎖ほどを目安に）

作り方

1 牡蠣と片栗粉（分量外・大さじ1）をボウルに入れ、ひたひたの水を入れて優しくかき混ぜる。黒い汚れが出たら水を2〜3回変えて洗い、水けをふく。

2 フライパンに牡蠣を並べ、中火にかける。水分が出てきたら少し火を弱め、フライパンをふりながら乾煎りする。

3 オイスターソースと紹興酒を2にふり入れて水分を飛ばし、清潔な保存容器に入れる。

4 3の粗熱が取れたら、唐辛子、にんにくも加え、MCTオイルを牡蠣が隠れるくらいまで入れる。1日おいてから食べる。冷蔵庫に2週間ほど保存可能。

5 あまったオイルは中華料理にあう絶品オイスターオイルに。

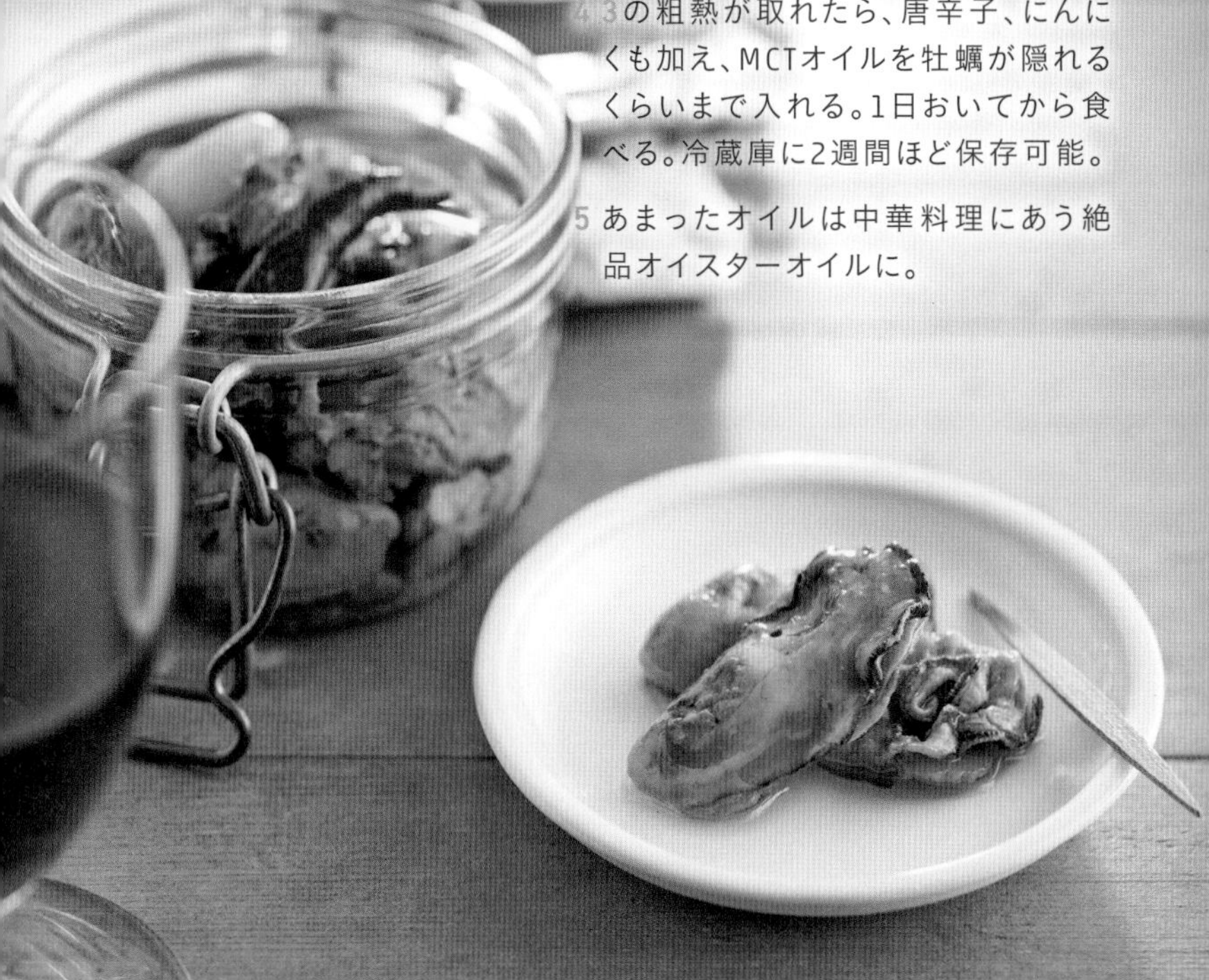

爆食大歓迎のヘルシーおかず

ピリ辛無限きのこ

糖質（1人分） 9.1 g

材料 2人分

- **しめじ** …… 1パック（200g）
- **えのき** …… 1パック（200g）
- **めんつゆ（3倍濃縮）** …… 大さじ2
- **水** …… 大さじ4
- **柚子胡椒** …… 小さじ1/2〜好みで
- **MCTオイル** …… 小さじ2

作り方

1 しめじはいしづきを切り、小房に分ける。えのきもいしづきを切り、根の部分をほぐしてざく切りにする。

2 ボウルにめんつゆ、水、柚子胡椒を入れてよく混ぜ、1を入れてラップをかけ、電子レンジで2分加熱する。

3 ラップをはずし、上下を返しながら混ぜる。再びラップをかけ、電子レンジで1分30秒加熱する。

4 仕上げにMCTオイルをかけて全体を混ぜ、器に盛る。

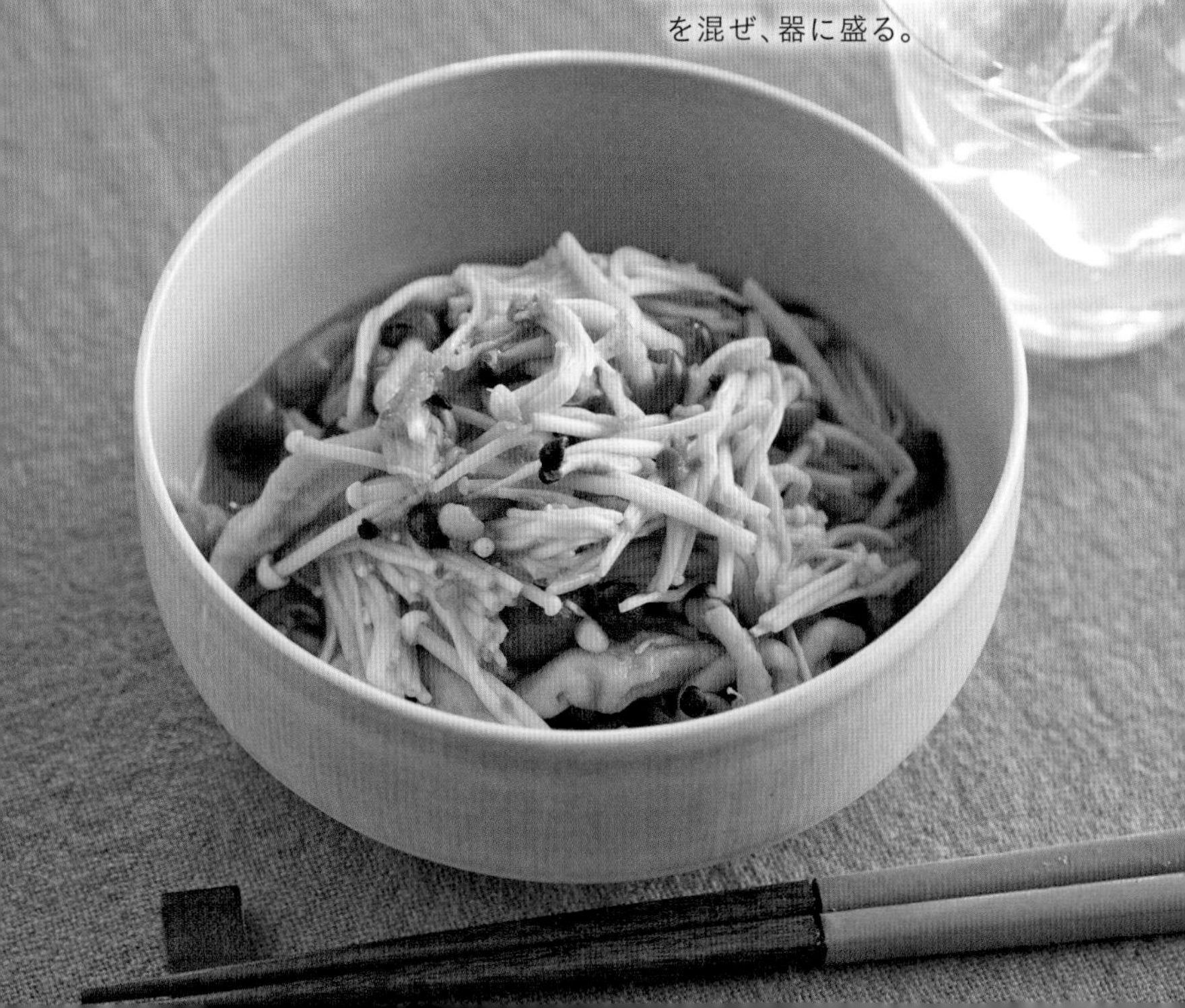

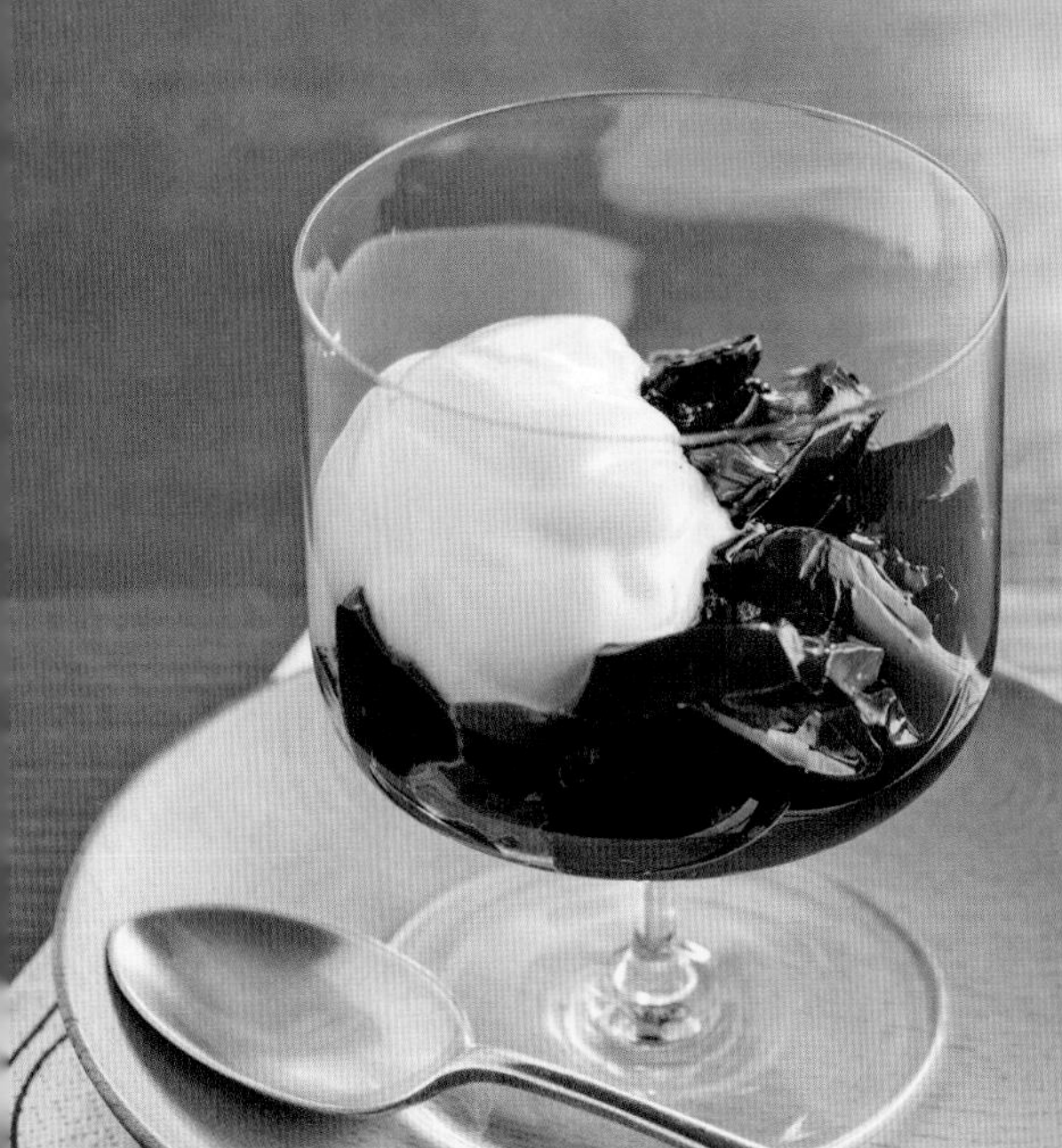

幸せの
罪悪感ゼロ
スイーツ

コーヒーの苦みとほのかな甘みでホッとひと息

大人のほろ苦コーヒーゼリー

糖質（1人分）7.8 g

材料 2人分

- **ホットコーヒー** …… 250mℓ
- **てんさい糖** …… 小さじ2
- **粉ゼラチン** …… 5g

［ 豆腐クリーム ］

- **木綿豆腐** …… 150g
- **てんさい糖** …… 大さじ1
- **MCTオイル** …… 小さじ2

作り方

1 保存容器にホットコーヒー（熱いもの）、てんさい糖、粉ゼラチンを入れてよく混ぜ、粗熱が取れたら冷蔵庫で3時間以上冷やしておく。

2 豆腐をキッチンペーパーで水気を切り、ボウルに入れて、てんさい糖とMCTオイルを加えてミキサーでクリーム状になるまでかくはんする。

3 グラスに1を崩しながら入れて2のクリームをかける。

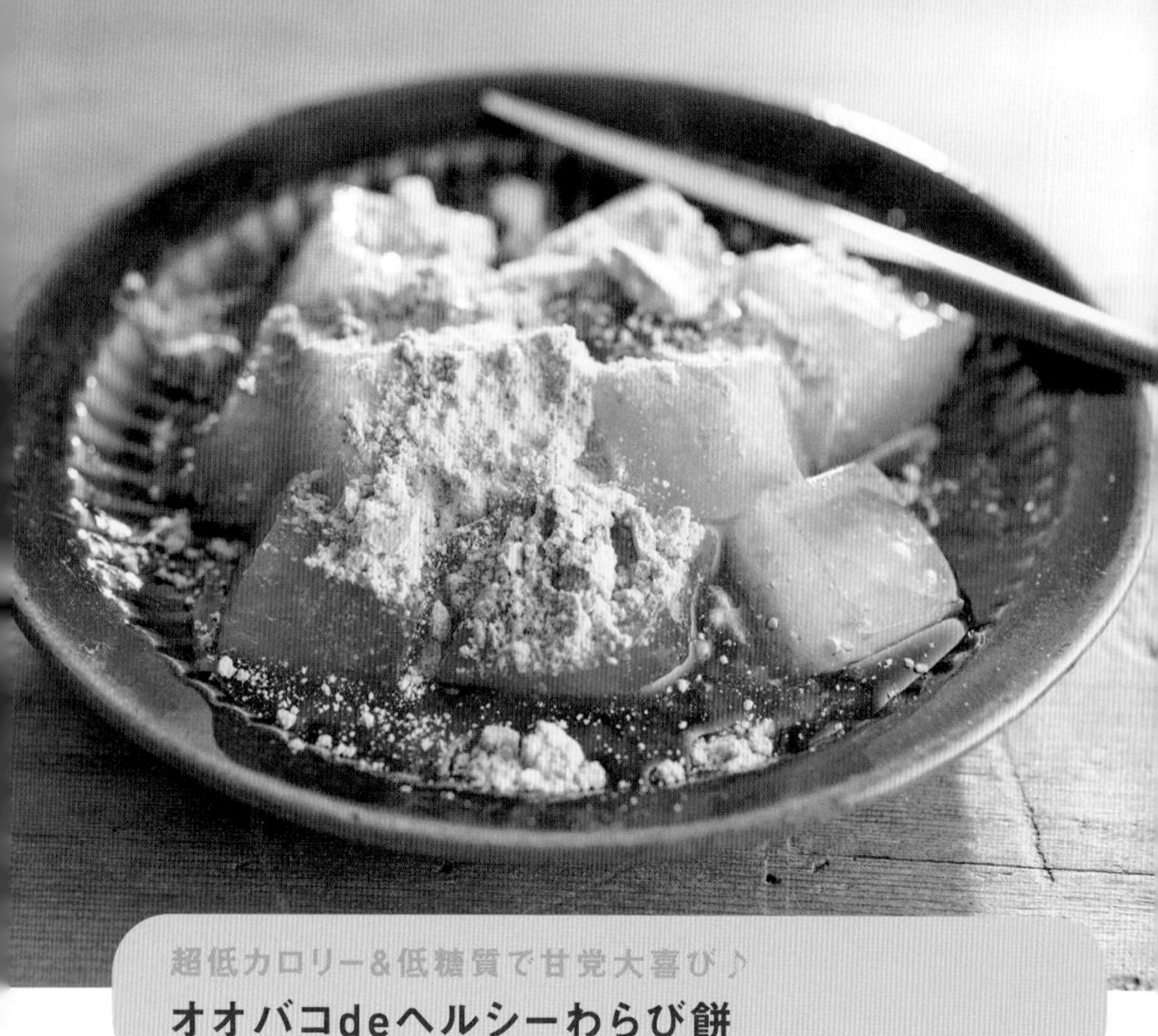

超低カロリー&低糖質で甘党大喜び♪

オオバコdeヘルシーわらび餅

糖質(1食分) 11.7g

材料 2人分

- サイリウム(オオバコパウダー) …… 10g
- 水 …… 300mℓ
- MCTオイル …… 小さじ2
- メープルシロップ …… 適量
- きな粉 …… 適量

作り方

1. 耐熱容器にサイリウムと水を入れ、よく混ぜる。
2. 1をラップはかけずに電子レンジで2分40秒加熱する。
3. 2を取り出し、MCTオイルを加え、ゴムべらで一気に混ぜる。
4. 粗熱が取れたら、耐熱容器のまま冷蔵庫で2時間以上冷やす。
5. 食べやすい大きさに切って器に盛り、メープルシロップ、きな粉をかける。

電子レンジだけで極ラクヘルシーケーキ

焼かないレアチーズケーキ

糖質（1食分） 9.6 g

材料 6cmココット皿5個分

- プレーンヨーグルト 400g
- 卵 1個
- メープルシロップ 大さじ2
- MCTオイル 小さじ5
- ブルーベリー（冷凍） 適量

作り方

1 水切りヨーグルトを作る。ざるにキッチンペーパーを敷き、ヨーグルトを入れて包み、ひと晩置く。

2 ボウルに1、卵、メープルシロップ、MCTオイルを入れ、泡立て器で混ぜ、ココット皿5つに分ける。

3 電子レンジに2を並べ、1分30秒加熱する。

4 一度扉を開けて空気を出し、再度閉めたら今度は200Wにして2分加熱する。

5 粗熱が取れたら、冷蔵庫で3時間以上よく冷やす。

6 ブルーベリーをのせる。

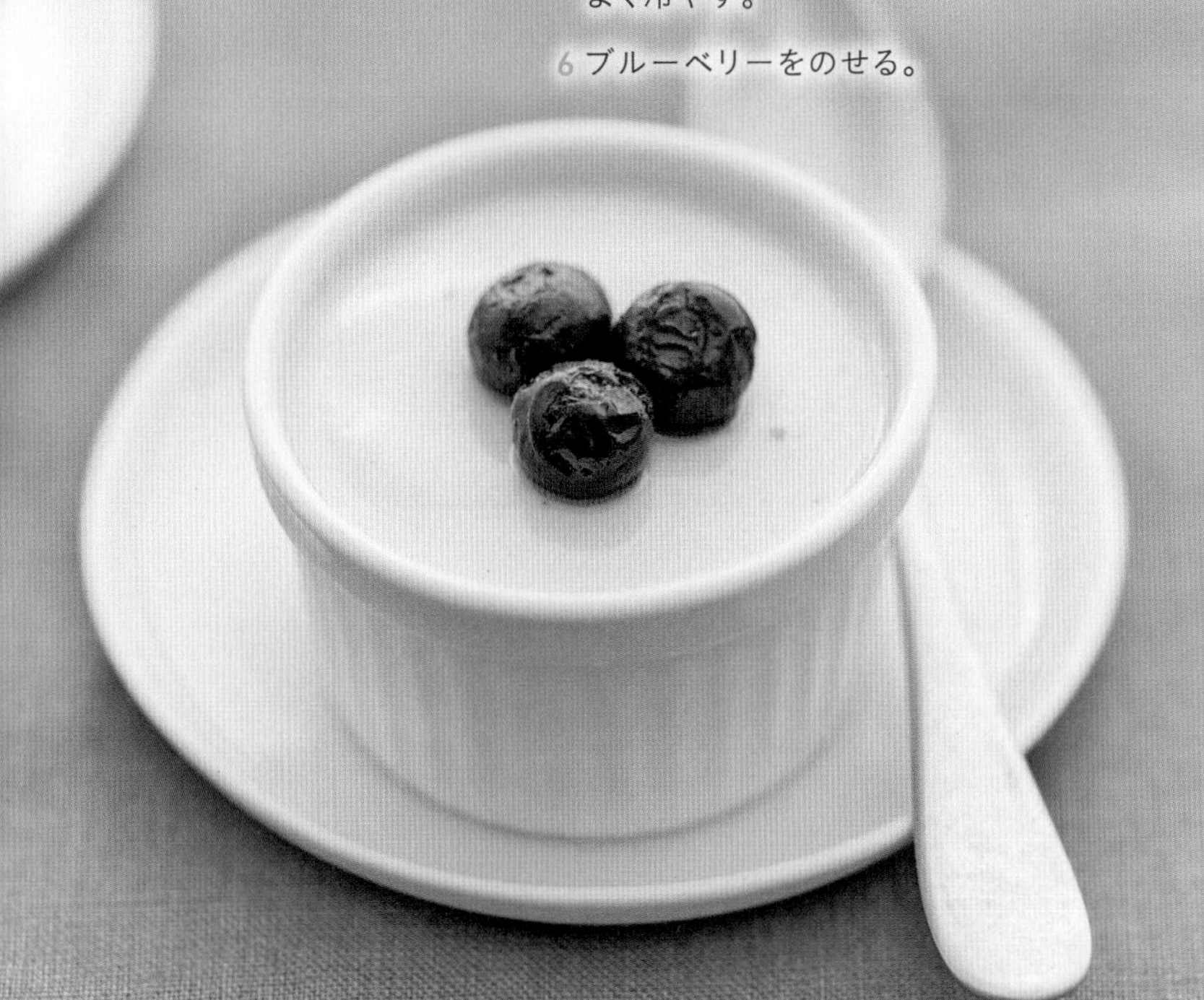

「内臓脂肪がなかなか減らない！」という人でも
勝手に内臓脂肪が落ちていく食事術

発行日　2023年12月19日　第1刷
発行日　2024年 3 月14日　第2刷

著者　齋藤真理子

本書プロジェクトチーム
編集統括　柿内尚文
編集担当　中村悟志、入江翔子
編集協力　smile editors（黒木博子、石原輝美、印田友紀）、加藤朋美、田代祐子、松田詩織
企画協力　田代貴久、佐瀬絢香（キャスティングドクター）
料理制作　落合貴子
レシピ協力　桜山茶寮
写真　三村健二、元家健吾（14～16ページ）
料理スタイリング　伊藤美枝子
料理アシスタント　川崎範子
イラスト　髙栁浩太郎
図版デザイン　菊池崇、狩野智生（ドットスタジオ）
DTP　ユニオンワークス
校正　脇坂やよい

営業統括　丸山敏生
営業推進　増尾友裕、綱脇愛、桐山敦子、相澤いづみ、寺内未来子
販売促進　池田孝一郎、石井耕平、熊切絵理、菊山清佳、山口瑞穂、吉村寿美子、矢橋寛子、遠藤真知子、森田真紀、氏家和佳子
プロモーション　山田美恵
講演・マネジメント事業　斎藤和佳、志水公美

編集　小林英史、栗田亘、村上芳子、大住兼正、菊地貴広、山田吉之、大西志帆、福田麻衣
メディア開発　池田剛、中山景、長野太介
管理部　早坂裕子、生越こずえ、本間美咲
発行人　坂下毅

発行所　株式会社アスコム

〒105-0003
東京都港区西新橋 2-23-1　3東洋海事ビル
編集局　TEL：03-5425-6627
営業局　TEL：03-5425-6626　FAX：03-5425-6770

印刷・製本　株式会社光邦

Printed in Japan ISBN 978-4-7762-1327-7